NUTRE
TU CEREBRO

Dr. Guillaume Fond

NUTRE TU CEREBRO

Psiconutrición:
la revolución en salud mental

LAROUSSE

Título original en francés: *Bien nourrir son cerveau: contre le stress, l'anxiété, la dépression, le déclin cognitif*

Primera edición: marzo 2026

Diseño de cubierta: Sophie Güet
Fotografía de cubierta: © gresei/© 2003-2025 Shutterstock, Inc.

© texto: Dr. Guillaume Fond
© Odile Jacob, 2025
© de la traducción: Jordi Trilla, 2025
© Larousse Editorial, Barcelona, 2026
Bac de Roda, 64, 1.ª planta, local B – 08019 Barcelona
www.larousse.es

PAPEL DE FIBRA
CERTIFICADA

ISBN: 979-13-87520-78-6
Depósito legal: B 907-2026
Impreso en España – *Printed in Spain*

A mi hija Alice, que nació mientras escribía este libro, y que me muestra cada día la alegría de tener un cerebro bien alimentado y ávido de descubrimientos.

Índice

2.ª PARTE

Nutrientes antienvejecimiento cognitivo

3.ª PARTE

Los nutrientes eficaces en el tratamiento
de trastornos mentales en adultos

4.ª PARTE

Los suplementos alimenticios
para la salud mental de las mujeres

5.ª PARTE
Combinaciones de nutrientes

Anexos

Todo empieza
con un cerebro bien alimentado

¿Te sientes estresado, ansioso, deprimido, irritable? ¿Tienes problemas de sueño y/o dificultades para concentrarte o motivarte? ¿Alguna vez has sentido que tu mente da vueltas a un hecho pasado o futuro, hasta el punto de impedirte concentrarte en la tarea que estás realizando o conciliar el sueño por la noche, cuando, si lo analizas con perspectiva, ya no te parece tan importante? ¿Te sientes deprimido con la llegada del otoño, cada vez que regresas de vacaciones o incluso cada lunes?

Es probable que ello se deba a que tu cerebro está desnutrido, como le ocurre al 80 % de la población.

Cuidamos nuestra piel, nuestro cabello, nuestra silueta, pero ¿qué hacemos para cuidar nuestro cerebro? El cerebro es la base de todo, es el órgano que determina nuestra experiencia de la realidad. Si está hambriento, es como si saliéramos en camiseta en invierno. Nuestras emociones están a flor de piel, la más mínima contrariedad puede provocar una cascada de pensamientos. En este libro, exploraremos en detalle los nutrientes esenciales que nuestro cerebro necesita cada día para funcionar de manera óptima.

La medicina occidental no se centra lo suficiente en la prevención. Aunque se dice que «más vale prevenir que curar», nuestra sociedad suele empujarnos a sobrepasar los límites de nuestra salud, por ejemplo, con horarios de sueño inadecuados para nuestro cronotipo (el hecho de ser madrugador o noctámbulo, que en realidad viene determinado genéticamente); trabajos sedentarios en los que todo el día estamos sentados en reuniones aburridas; la falta de material ergonómico que nos permita trabajar de pie; la iluminación artificial que no proporciona la luz que nuestro cerebro necesita; una dirección de equipos que no favorece el apoyo emocional entre compañeros; un urbanismo que no permite acceder a medios de transporte activos como caminar o ir en bicicleta y que nos aleja de la naturaleza; una contaminación atmosférica y acústica que ya ni siquiera notamos; noticias que amplifican acontecimientos dramáticos e inquietantes; redes sociales impregnadas de violencia y noticias falsas que destruyen nuestra atención… Nuestro entorno se ha vuelto tan tóxico que ya ni siquiera podemos utilizar el agua de lluvia, en toda la superficie del planeta, ya que está contaminada por plásticos prácticamente indestructibles.

Todos estos factores (y la lista es larga) perturban nuestra mente. Como sucede con el efecto de la rana hervida, ni siquiera nos damos cuenta de que este entorno nos envenena. Bebemos, fumamos, intentamos entretenernos con los medios de comunicación o los deportes, mientras debemos responder a unas exigencias sociales cada vez mayores: flexibilidad, adaptación, aislamiento, desarraigo, multilingüismo exigido en determinados ámbitos profesionales y humillaciones, que se suman a los cuatro sufrimientos de la existencia: el nacimiento, la enfermedad, la vejez y la muerte. ¿Cuántas personas han tenido que elegir entre mudarse por su carrera o quedarse cerca de su familia y amistades? Cada vez somos más los que nos derrumbamos ante un conflicto, una transición de roles como el paso a la edad adulta, la paternidad, una ruptura, un divorcio, una mudanza, una jubilación no preparada o un período de luto. Hace unas décadas, estas adversidades eran dolorosas, pero se podía contar con el apoyo de los seres queridos, la familia y los amigos, que aportaban su apoyo emocional y práctico. Hoy en día, los lazos se debilitan, los miembros de una misma familia están lejos, nuestro entorno también se ve envuelto en la tormenta y la sensación de soledad aumenta. Este sentimiento de soledad puede tener importantes repercusiones en la salud mental y física, ya que aumenta el riesgo de depresión, ansiedad, enfermedades cardiovasculares e incluso el de una esperanza de vida menor.

En el ámbito científico, estos factores de exposición se estudian cada vez más y se agrupan bajo el término «exposoma». Y ello comienza ya durante el embarazo, con la exposición a disruptores endocrinos y productos ultraprocesados. Los trastornos del desarrollo neurológico aumentan en los niños, al igual que el número de depresiones, que se dispara a partir de los 13 años, pasando de 172 a 258 millones entre 1990 y 2017 en todo el mundo, lo que supone un aumento del 50 %[1].

Los antidepresivos y la psicoterapia no bastan para frenar este fenómeno. Los datos de 1990 a 2015 de cuatro países anglófonos (Australia, Canadá, Inglaterra y Estados Unidos) muestran un aumento significativo de las recetas de antidepresivos, sin que por ello se observe una disminución de la prevalencia de los trastornos de ansiedad y del estado de ánimo[2]. En Australia, las recetas de antidepresivos aumentaron un 352 % entre 1990 y 2002.

Pongamos un ejemplo: ¿qué es más eficaz para un motociclista que quiere protegerse de los accidentes de tráfico: recubrir las carreteras con un revestimiento antideslizante o llevar un traje protector?

Todos lo hemos experimentado: puedes encontrarte en el lugar más paradisíaco del mundo y verte asediado por las perturbaciones mentales que desencadena una mala noticia. Si se ve asediada por perturbaciones mentales, incluso la persona más rica y poderosa del mundo solo tendrá un deseo: tirarse por la ventana de su torre de marfil.

El ser humano más feliz y estable es aquel que no necesita nada, ya que su cerebro está bien alimentado. Puede contemplar la infinita extensión del poder creativo de su mente y es capaz de adaptarse con flexibilidad y agilidad a cualquier nueva realidad. No está recluido en un templo, sino que es capaz de moverse evitando las trampas de la vida moderna, como el koala que vive en la selva sin comer ni ser comido.

El mundo se enfrenta a retos sin precedentes para mantener la salud de los 9100 millones de personas que habitarán el planeta de aquí al año 2050. La investigación en el ámbito de la alimentación y la nutrición es necesaria para encontrar soluciones a los retos mundiales que afectan a la salud y los sistemas alimentarios. La seguridad alimentaria y la nutrición siguen siendo prioridades para la Organización Mundial de la Salud (OMS).

De acuerdo con el plan de acción sanitaria de la OMS y gracias a un acceso sin precedentes a la información, cada vez somos más conscientes de nuestro estado de salud y más los que adoptamos un estilo de vida activo y un modelo alimentario más saludable que incluye suplementos alimenticios (también llamados «complementos alimenticios»).

El objetivo de este libro es comprender qué necesita nuestro cerebro y cómo alimentarlo. Tras varios años de investigación y publicaciones científicas, este libro supone la síntesis de cuanto creo que es esencial en este ámbito.

¿Qué es la psiconutrición?

La psiconutrición (o psicología/psiquiatría nutricional) es la ciencia que estudia la influencia de la alimentación y los nutrientes en la salud mental.

Todas las moléculas presentadas en este libro han demostrado su superioridad sobre el placebo en ensayos controlados aleatorizados. He transcrito algunos testimonios que me han conmovido y que demuestran que la psiconutrición puede cambiar una vida.

Petitatelier24:
«Quería darle las gracias porque, gracias a usted, he podido superar mi agotamiento profesional.
Sufrí un agotamiento en 2018, que duró tres años. Me trató un psiquiatra que me recetó antidepresivos, que dejé de tomar al cabo de dos años y volví a tomar seis meses después, tras una recaída. A raíz de ello, empecé a sufrir ataques de ansiedad después del desayuno. Me sentía bastante mal y tenía la impresión de que el malestar me venía del estómago. Dejé el gluten y los lácteos.
Después de ver el programa en el que salió con [el cirujano francés] Michel Cymes, leí su primer libro. Aprendí muchas cosas y me sentí identi-

ficada. Hace un mes que dejé el azúcar y, milagrosamente, ¡mis crisis han desaparecido! ¡Qué alegría! Cuando pienso que el médico quería volver a recetarme antidepresivos…

Gracias de nuevo por sus investigaciones sobre la microbiota».

Vanessa, fisioterapeuta:
«Hola, Dr. Fond:
Solo quería decirle que me encanta todo lo que hace. Estoy totalmente de acuerdo con su forma de trabajar y su medicina funcional. Es una pena que sus principios no se apliquen a los pacientes psiquiátricos…
Soy fisioterapeuta y trabajo en una clínica psiquiátrica… Cuando veo cómo se alimenta y atiende a los pacientes, pienso que la batalla está lejos de ganarse, tanto para ellos como para nosotros, los cuidadores. Desde mi humilde situación, me resulta imposible cambiar las cosas, pese a que intento realizar, de forma individual, una educación terapéutica, ¡pero creo que al final del día no queda gran cosa!
En cualquier caso, ¡gracias por esta medicina que es el punto de partida para un cuerpo y una mente sanos!».

Cuenta de Instagram «La psiconeuronutrición para tu bienestar mental»:
«¡Estoy deseando que salga el libro! Me cuesta hacer comprender a mi entorno lo importante que es la alimentación para la salud mental».

> En el cuerpo del texto indico los datos esenciales que hay que recordar y, en los párrafos aparte, los datos científicos detallados para los curiosos que deseen saber más.
> Al no poder detallar la calidad metodológica de cada estudio, indico la calidad de la revista científica basándome en la clasificación del *Journal Citation Reports* de Clarivate, reconocida mundialmente en el ámbito de la investigación. Para obtener más información al respecto, te invito a consultar las páginas 187-191 de los anexos.

¿Por qué decidí pasar a la acción?

Durante más de diez años he difundido los descubrimientos científicos sobre la psiconutrición a través de artículos científicos, redes sociales, conferencias en congresos, clases en la facultad de medicina donde ejerzo la docencia y la publicación de libros para el gran público. He recibido cientos de mensajes preguntándome qué suplemento alimenticio tomar para la salud mental. Necesitábamos una solución única que nos permitiera aliviar nuestra carga mental garantizando que cada día aportamos los nutrientes adecuados, en las dosis adecuadas y en las formas adecuadas, para alimentar nuestro cerebro. Paralelamente a mi trabajo de investigación para escribir este libro, pude determinar una fórmula única que cubre las necesidades del 97,5 % de nuestro cerebro, con nutrientes de origen vegano para proteger la salud del mayor número de personas. Los comentarios positivos que recibo a diario sobre esta solución son mi mejor motivación.

Tres artículos revolucionarios para la psiconutrición

Tres artículos científicos han cambiado recientemente el panorama de la psiconutrición en el mundo científico. Hasta 2019, los nutrientes concentrados (denominados «nutracéuticos») eran considerados por la mayoría de los profesionales de la salud como placebos, reservados en el mejor de los casos para trastornos mentales «de leves a moderados». El 18 de octubre de 2019, se publicó un importante artículo[3] en la revista más influyente de psiquiatría, *World Psychiatry*, la revista oficial de la Asociación Mundial de Psiquiatría (World Psychiatric Association o WPA).

Los investigadores de este estudio (australianos, italianos, ingleses, canadienses, belgas y brasileños) realizaron un trabajo colosal al analizar 33 metaanálisis de ensayos controlados con placebo, que reunían datos de más de 10 000 participantes.

Los resultados más significativos indicaron que los omega-3 son eficaces para tratar la depresión, como complemento de los antidepresivos o incluso en monoterapia en casos de inflamación y/o sobrepeso. Los autores también concluyeron que pruebas emergentes sugerían que estos ácidos grasos podrían ser beneficiosos para el trastorno por déficit de atención con hiperactividad (TDAH). El metilfolato (MTHF, la forma activa de la vitamina B9 [ver apartado «Vitamina B9 activa (metilfolato)» en el capítulo 3]) en dosis altas también ha demostrado su eficacia en el tratamiento de la depresión. Los investigadores destacaron el potencial prometedor de la N-acetilcisteína para el tratamiento de los trastornos del estado de ánimo y la esquizofrenia, enfermedad mental grave que suele ir acompañada de delirios y alucinaciones.

El segundo artículo se publicó en julio de 2022 en *The World Journal of Biological Psychiatry*[4], la revista oficial de la Federación Mundial de Sociedades de Psiquiatría Biológica (The World Federation Society of Biological Psychiatry, WFSBP). Los directores de este trabajo son los profesores Jerome Sarris y Michael Berk, dos investigadores australianos expertos en el campo de la psiconutrición. El artículo está firmado conjuntamente por otros 29 investigadores que ejercen en 15 países distintos. El objetivo de este panel era ilustrar la diversidad de prácticas de prescripción a nivel mundial, reequilibrando el peso de Oriente con respecto a Occidente.

> En 2019 se constituyó un grupo de trabajo que reunió a expertos en psiquiatría y medicina complementaria/integrativa de 15 países, entre ellos Australia, Canadá, Irán, Italia, Chile, Alemania, Brasil, Estados Unidos, India, Sudáfrica, Nueva Zelanda, Austria, China, Japón y Taiwán. Las recomendaciones fueron sintetizadas, revisadas por el grupo central y sometidas a un examen externo por parte del Canadian Network for Mood and Anxiety Treatments (CANMAT), organización canadiense dedicada a la investigación y la mejora de los tratamientos relacionados con los trastornos del estado de ánimo y la ansiedad.

He coordinado la elaboración de las recomendaciones internacionales para la prescripción de nutracéuticos (nutrientes muy concentrados cuya eficacia para la salud ha sido demostrada) para la esquizofrenia, enfermedad mental que afecta a millones de personas en todo el mundo. Fueron publicadas en la sección de salud mental de la prestigiosa revista *British Medical Journal* (*BMJ*)[5]. Este trabajo de tres años fue firmado conjuntamente por 19 autores, entre ellos el doctor californiano Stephen M. Stahl, una eminencia mundial en psicofarmacología, y la profesora francesa Marion Leboyer, galardonada en 2021 con el premio del Inserm (instituto francés de la salud y la investigación médica). Estas recomendaciones aconsejan la prescripción de N-acetilcisteína, omega-3 y sarcosina (otro aminoácido) en el tratamiento de la esquizofrenia.

Sin embargo, estas publicaciones no han tenido el impacto esperado en la práctica de la salud mental. ¿Cómo se explica? Podemos esgrimir varias razones:

— La mayoría de los médicos no tienen tiempo para leer artículos científicos y mantener sus conocimientos actualizados, amén de la posible barrera de la lectura en inglés.
— El acceso a los artículos científicos es de pago.
— La formación médica continua tiene dificultades para seguir el ritmo de las novedades científicas. En el caso español, no hay constancia de que organismos como el Ministerio de Sanidad, las consejerías autonómicas de salud, la Sociedad Española de Psiquiatría o la Sociedad Española de Medicina de Familia y Comunitaria (semFYC) incluyan recomendaciones específicas sobre psiconutrición o nutracéuticos en sus documentos oficiales, anuarios o programas de formación continuada.

Además:

— Recetar nutracéuticos requiere poder responder a los pacientes sobre los distintos productos existentes en el mercado, las formas de absorción, el control de calidad y los diferentes precios.
— En España, el Sistema Nacional de Salud (SNS) no financia la mayoría de los nutracéuticos y, por tanto, son más caros que un tratamiento con medicamentos genéricos. Por su parte, la deter-

minación sanguínea de nutrientes como los omega-3 tampoco se financia sistemáticamente.

— La multitud de nutrientes recomendados dificulta el cumplimiento del tratamiento, ya que hay que tomar muchas cápsulas al día.

También cuesta que las guías de las autoridades sanitarias se actualicen. En España, la periodicidad media recomendada es de entre tres y cinco años, pero en la práctica muchas guías nacionales pueden tardar más en actualizarse.

Así pues, existe un desfase que puede superar fácilmente los quince años entre los descubrimientos científicos válidos y su aplicación. El objetivo de este libro es acelerar esta transición.

El 80 % de los cerebros están desnutridos: ¿por qué la alimentación no es suficiente?

La malnutrición se configura como una doble carga: la carga del exceso de calorías, que genera inflamación y envejecimiento acelerado, y la carga de la insuficiencia de nutrientes, que altera el funcionamiento de los órganos. Los estudios científicos han demostrado que esta carga puede incluso transmitirse de generación en generación, durante el embarazo y durante la infancia y la adolescencia, a través de la lactancia materna y de hábitos alimenticios inadecuados.

Entremos en materia y examinemos más de cerca los nutrientes esenciales de los que carece nuestro cerebro para funcionar correctamente.

CAPÍTULO 1

El DHA, un omega-3 componente esencial de las neuronas

Stéphane Cnst Mrts:
«Buenos días, doctor:
Su trabajo ha sido para mí una auténtica revelación. Llevo consumiendo omega-3 desde hace un par de meses».

Ève:
«Buenas noches, doctor:
Muchas gracias por sus consejos, que llevo poniendo en práctica desde agosto y que han cambiado mucho mi día a día. Ahora veo el vaso aún más lleno :-) y ya no tengo altibajos inexplicables».

6Loulilou:
«Hace un año empecé a tomar suplementos de omega-3 por otros motivos y los cambios se produjeron muy rápidamente en varios aspectos, como la menstruación (menos síndrome premenstrual y fases depresivas) y un mejor control de las emociones en el día a día (tengo un diagnóstico de altas capacidades intelectuales/posible TDAH…).
No eran los efectos por los que los tomaba, pero es la razón por la que sigo tomándolos.

Mientras, le conocí a través de un reportaje, y luego a través de su cuenta. Muy, muy interesante; gracias por todo».

El ácido docosahexaenoico (DHA) se encuentra principalmente en la retina, el esperma y el cerebro. Desempeña tres funciones fundamentales:

• En primer lugar, es el principal fluidificante de nuestras neuronas. El DHA es un ácido graso omega-3 esencial que se encuentra principalmente en el cerebro. Es crucial para el desarrollo cerebral de los bebés y desempeña un papel importante en el mantenimiento de la función cognitiva a lo largo de toda la vida.

> La composición global en ácidos grasos de las membranas de las neuronas desempeña un papel fundamental en nuestra vida psíquica. El DHA influye en la fluidez, el grosor y la deformabilidad de estas membranas y modula la activación de los receptores de los neurotransmisores, moléculas responsables de nuestras emociones, como la dopamina y la serotonina. El DHA es el más insaturado de todos los omega-3, lo que lo convierte en el ácido graso más flexible. Por el contrario, las grasas saturadas, presentes en exceso en nuestra alimentación, son rígidas y «oxidan» nuestro cerebro, lo que se traduce en fatiga, falta de motivación, trastornos de atención y sueño, y estrés.

• En segundo lugar, el DHA también influye en la regulación de nuestros genes.

Cuando se secuenció el genoma humano en 2001, se sobreestimó la influencia de la genética. Desde entonces, hemos comprendido que la forma en que se expresan nuestros genes, la epigenética, es igual de importante. La influencia de varios nutrientes en la expresión de nuestros genes ha supuesto una revolución conceptual. ¡Nuestra alimentación modifica la forma en que se expresan nuestros genes!

El DHA, por ejemplo, modula el metabolismo de las grasas y los azúcares, la respuesta inflamatoria y la forma en que las células se especializan (diferenciación celular), todo ello modulando la expresión de nuestros genes. Por esta razón, tomar suplementos de DHA puede ser muy beneficioso, mientras que, por el contrario, su carencia puede tener muchas consecuencias negativas para la salud, incluida la salud mental.

Cuando descubrí esto, me fascinó. Piensa que lo que ingerimos al comer puede influir en la forma en que se activan nuestros genes para gestionar nuestra respuesta inmunitaria a las infecciones, la salud de nuestros vasos sanguíneos e incluso nuestro cerebro. Más adelante veremos que el DHA no es el único nutriente que posee estas fascinantes propiedades.

> Los beneficios del DHA no se limitan al cerebro. Es esencial para el desarrollo de la retina en los bebés y para la prevención de la degeneración macular asociada a la edad (DMAE) en las personas mayores. Varios ensayos controlados aleatorizados han demostrado que el DHA (solo o combinado con vitamina E) mejora la calidad del esperma en los hombres, en particular la movilidad de los espermatozoides[6] y la reducción del daño causado al ADN por el estrés oxidativo[7].

• En tercer lugar, además de modular la expresión de los genes de la inflamación, el DHA apaga directamente la inflamación crónica que corroe lentamente nuestros órganos. El DHA se transforma en moléculas antiinflamatorias que se liberan en el cerebro.

Un metaanálisis publicado en 2019 demostró que los omega-3 también mejoran el estrés oxidativo, reforzando las defensas contra las especies reactivas del oxígeno (también llamadas «radicales libres»), que son compuestos que pueden dañar las células[8].

> En el metaanálisis se incluyeron 39 ensayos con 2875 participantes. Los resultados combinados mostraron que los omega-3 aumentaban significativamente la capacidad antioxidante total del suero y la actividad de la glutatión peroxidasa, al mismo tiempo que reducían los niveles de malondialdehído (un marcador de daño celular relacionado con el estrés oxidativo), en comparación con el grupo placebo.

Sin embargo, solo hay cantidades muy pequeñas de DHA en el tejido adiposo (nuestra «grasa»), lo que sugiere una capacidad de almacenamiento limitada de este omega-3 e implica la necesidad de *un aporte continuo a través de la alimentación o de suplementos alimenticios.*

Las necesidades de DHA del cerebro a lo largo de la vida

Durante el embarazo, el DHA se acumula rápidamente en el cerebro del feto, sobre todo durante el último trimestre, y esta acumulación prosigue a un ritmo muy elevado hasta el final del segundo año de vida. Esto es crucial, ya que el DHA es esencial para el crecimiento y el desarrollo funcional del cerebro en los bebés.

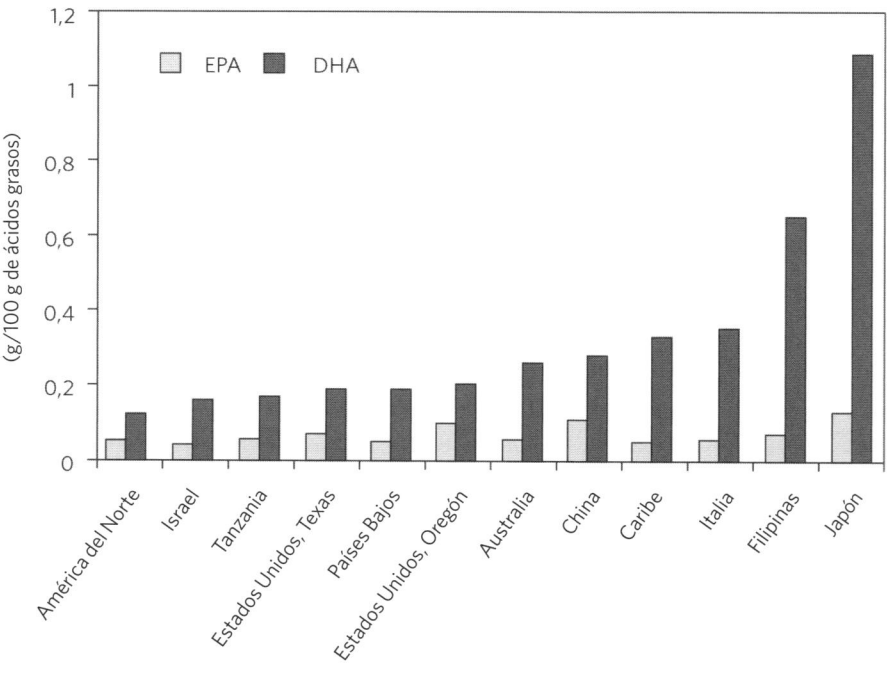

Contenido de DHA en la leche materna
(adaptado de Arterburn L. M. *et al., Am. J. Clin. Nutr.*, 2006[9],
licencia autorizada).

Posteriormente, durante la infancia y la adolescencia, el DHA sigue desempeñando un papel fundamental en el desarrollo de las neuronas y de nuestras capacidades de concentración y memoria.

En 2001, investigadores estadounidenses describieron la composición en ácidos grasos de la corteza cerebral humana de 58 cerebros de personas de entre 2 y 88 años a las que se les había practicado una autopsia[10].

En el grupo de niños y adolescentes (menores de 18 años), solo el ácido docosahexaenoico (DHA) había aumentado significativamente con la edad, lo que subraya su papel esencial en el cerebro en crecimiento. El nivel de ácidos grasos monoinsaturados que se encuentran en el aceite de oliva, por ejemplo, también había aumentado hasta los 18 años. Ello podría explicar por qué el aceite de oliva virgen extra prensado en frío, uno de los pilares de la dieta mediterránea, es bueno para la salud de nuestro cerebro y para nuestra salud mental.

En este estudio también se observa que el cerebro parece «oxidarse» con la edad, ya que contiene cada vez más omega-6, que favorece la inflamación. El exceso de omega-6 en relación con el omega-3 en nuestra alimentación moderna es uno de los mecanismos que se invocan en el envejecimiento acelerado de nuestro cerebro.

En los adultos, el mantenimiento de niveles adecuados de DHA se asocia con una mejor salud cognitiva y una reducción del riesgo de deterioro cognitivo. Más adelante veremos que los adultos mayores pueden beneficiarse de un mayor consumo de DHA para contrarrestar el deterioro cognitivo relacionado con la edad y los trastornos neurodegenerativos como la enfermedad de Alzheimer.

Fuentes alimenticias de DHA

El DHA solo se puede obtener de dos tipos de alimentos: el pescado azul y las algas.

Comencemos por examinar la principal fuente de DHA en la dieta occidental: el pescado azul. El abastecimiento de pescado procedente de la pesca (pescado salvaje) no ha variado a nivel mundial desde la década de 1980 y no se prevé que aumente: el 63 % de las poblaciones de peces están explotadas y necesitan recuperarse[11].

La acuicultura está creciendo y produce más de la mitad del pescado destinado al consumo humano. Sin embargo, la mayor parte de esta producción se encuentra en China, principalmente para uso doméstico y no para exportación, lo que beneficia a los consumidores chinos, pero no reduce las deficiencias en otros lugares. Otros países asiáticos son importantes proveedores internacionales, pero se ven cada vez más afectados por problemas medioambientales y de contaminación.

La acuicultura en la Unión Europea se centra principalmente en el pescado azul, como el salmón. El salmón contiene DHA y EPA (ácido eicosapentaenoico, otro omega-3 cuyos efectos veremos en la segunda parte). Sin embargo, el salmón es menos rico en DHA y EPA que otros pescados azules más pequeños, como la sardina, la caballa, la anchoa y el arenque, ya que el 90 % de los omega-3 DHA/EPA se pierden en la cadena alimentaria a través de la respiración, la defecación y la muerte (lo que se conoce como pérdidas tróficas).

Producción insuficiente de la acuicultura

En 2017, la producción total de pescado fue de aproximadamente 200 millones de toneladas, lo que solo permite alimentar al 15 % de la población mundial con la recomendación media de 500 mg/día de omega-3. Para abastecer a toda la población con omega-3, la producción de pescado debería multiplicarse por siete, y este cálculo no tiene en cuenta el crecimiento demográfico.

Solo la mitad del DHA/EPA marino se utiliza para alimentar directamente a los seres humanos. La otra mitad se destina a la alimentación de los peces de piscifactoría. Tradicionalmente, estos peces carnívoros se alimentaban sobre todo con aceites procedentes de pequeños peces forrajeros ricos en DHA/EPA, poco apreciados por los consumidores humanos. Sin embargo, el crecimiento de la industria ha provocado una demanda superior a la oferta, lo que ha llevado a un uso cada vez mayor de aceites vegetales en los piensos para peces. Así, la producción acuícola ha aumentado un 5,8 % al año sin que la producción de harina y aceite de pescado haya aumentado de forma significativa.

Pescado azul cada vez menos rico en... grasas buenas

La proporción anterior de 80/20 de aceites marinos frente a aceites vegetales para alimentar a peces carnívoros como el salmón se ha invertido, lo que ha provocado una disminución del contenido de DHA/EPA en el pescado final.

La cantidad de DHA/EPA para el consumo humano es de 420 kt (kilotón, unidad de masa equivalente a mil toneladas) al año, es decir, 149 mg de EPA + DHA por habitante y día, lo que representa solo el 30 % de la demanda mundial, con pérdidas significativas debidas al desperdicio de alimentos y a los subproductos no utilizados de la transformación del pescado[12]. En otras palabras, *nos falta el 70 % del DHA/EPA mundial* que sería necesario para cubrir las necesidades de los cerebros de la humanidad, cifra que aumentará con el crecimiento de la población mundial. Además, existen retos logísticos para la distribución a las poblaciones con deficiencia de DHA/EPA.

Se han observado carencias de DHA/EPA en todo el mundo, que afectan especialmente a las poblaciones de América del Norte, Europa Central, Oriente Medio, India, Brasil y Reino Unido, con diferencias regionales y socioeconómicas dentro de los propios países[13].

¿Es suficiente comer pescado para tener un buen nivel de DHA?

Algunos médicos afirman en los medios de comunicación que los suplementos alimenticios de omega-3 no sirven para nada y que es suficiente comer pescado. Pero acabamos de ver que las reservas de pescado son muy insuficientes para alimentar a la humanidad.

Además, las investigaciones sugieren que incluso las personas que consumen pescado con regularidad tienen unos índices bajos de omega-3 (O3i). *El 83 % de las personas que consumen al menos dos raciones de pescado azul a la semana tienen un O3i inferior al 8 %*, y solo aquellas que consumen pescado con regularidad y toman suplementos alimenticios de omega-3 alcanzan un O3i óptimo[14].

Un estudio publicado en 2023 mostró que menos de la mitad de los participantes estaban dispuestos a consumir pescado tres veces por semana, por lo que no alcanzaban el objetivo de 400 mg/día de DHA/EPA[15]. Los autores concluyen que mejorar el índice de omega-3 solo con el consumo de pescado «no es realista ni sostenible» y que se necesitan suplementos alimenticios para cubrir la diferencia.

En las personas que consumían pescado, los autores informaron de que el consumo de pescado y otros protocolos de enriquecimiento alimentario aumentaban significativamente el O3i en comparación con los valores iniciales, pero que la magnitud del cambio era menor en comparación con la suplementación (la toma de suplementos alimenticios) con omega-3.

En resumen

Los suplementos alimenticios son más eficaces para regenerar los omega-3 del organismo que los cambios en los hábitos alimenticios.

¿Se puede obtener DHA a partir de omega-3 vegetal?

No. El omega-3 vegetal se convierte parcialmente en EPA (aproximadamente un 20 %) y casi nada en DHA (menos del 1 %).

Además, cuanto más rica en omega-6 sea la dieta, menos omega-3 vegetal se convertirá en EPA. Una dieta rica en omega-6 puede reducir en un 40 % la conversión de omega-3 vegetal en EPA[16] (véase la página 36).

Otra mala noticia: entre el 15 y el 35 % de este omega-3 vegetal se utiliza directamente para convertirse en energía, razón por la cual los hombres lo convierten menos que las mujeres[17]. Por último, existe un fenómeno de saturación: cuando se ingieren cantidades excesivas de omega-3 vegetal en la dieta, se oxida más rápidamente para evitar su acumulación. Además, se ha observado una variabilidad considerable en las tasas de conversión entre individuos, incluso cuando estos siguen dietas similares.

En resumen

Aumentar la proporción de aceites vegetales o de nueces ricos en omega-3 en la dieta no es lo suficientemente eficaz para aumentar el DHA en el organismo. El DHA debe obtenerse directamente, ya sea a través de la dieta o de un suplemento alimenticio, siendo esta última la solución más eficaz.

Las algas, origen del DHA

Así pues, la única solución sostenible para la producción de DHA reside en las algas.

Las pérdidas tróficas de DHA y EPA podrían evitarse (y aumentaría el abastecimiento) consumiendo DHA/EPA procedente de algas marinas, que son el origen, la fuente inicial del DHA/EPA contenido en el pescado azul.

Mientras que los peces son escasos, las algas son abundantes. Constituyen un grupo muy diverso de organismos fotosintéticos, que van desde las microalgas unicelulares hasta las grandes algas marinas. La dificultad radica en extraer los aceites de las algas de forma económica. El DHA/EPA extraído de las algas que se utiliza más comúnmente hoy en día en las leches infantiles y los suplementos alimenticios, por ejemplo, se produce mediante fermentación en tanques cerrados. Este sistema de producción podría ampliarse para satisfacer la demanda mundial, pero los productos obtenidos son más caros que los aceites de pescado. Por ello, los suplementos alimenticios a base de aceite de algas son más caros que los que se elaboran con aceite de pescado.

Actualmente se están realizando numerosos esfuerzos para reducir los costes mediante diferentes procesos de extracción o produciendo algas de forma más económica, gracias a distintos métodos de explotación o utilizando diferentes tipos de algas. La Unión Europea ha financiado tres programas de investigación sucesivos en este ámbito.

Datos mundiales sobre la carencia de omega-3

Quizás hayas oído decir, como yo, incluso a profesionales de la salud, que una alimentación «sana y equilibrada» es suficiente para aportar todos los nutrientes que nuestro cuerpo necesita.

Seamos realistas, más del 80 % de las personas no logran alcanzar los objetivos de una alimentación saludable[18]. Entre el 20 % que lo consigue, hay otros factores que pueden modificar la absorción de nutrientes esenciales, como la edad, el tabaquismo, el peso, el sexo y la actividad física[19].

Históricamente, el aporte de omega-3 ha recibido menos atención en las políticas de salud pública que las grasas saturadas o el colesterol alimentario. No fue hasta 2014 cuando se publicó un estudio mundial en el *British Medical Journal* (*BMJ*)[20] (una de las cuatro revistas médicas más prestigiosas).

Las conclusiones de este estudio fueron contundentes: 142 países, que representan casi el 80 % de la población adulta mundial, tenían una ingesta media de omega-3 inferior a 250 mg/día, la ingesta recomendada para mantener una buena salud física y mental (en España en 2010 el dato se situaba en torno a 370-400 mg/día en adultos, niveles catalogados como «bajos-moderados» en comparación con otros países europeos, pero superiores a la mayoría de países occidentales).

> De acuerdo con las culturas locales, los países insulares del Pacífico, la cuenca mediterránea, Islandia, Corea del Sur y Japón son los que más omega-3 de origen marino consumen (aunque en estos dos últimos países, grandes cantidades provienen de alimentos salados, lo que, por el contrario, podría favorecer los accidentes cerebrovasculares y el cáncer gástrico).
>
> Las ingestas más bajas se registraron en varios países insulares del Pacífico que consumen mucho aceite de palma, lo que genera un exceso de grasas saturadas, las grasas malas que oxidan nuestro organismo cuando se consumen en exceso. Se han identificado niveles extremadamente bajos (a menudo inferiores a 100 mg/día) en el África subsahariana, América del Sur (excepto Chile) y los países asiáticos continentales.

Un segundo estudio, disponible en acceso abierto, publicado dos años más tarde en *Progress in Lipid Research*[21] (top 25 relativo a la clasificación de las revistas científicas; véase el anexo 1, p. 190), se centró esta vez en determinar los niveles de omega-3 medidos directamente en la sangre.

¿Cómo se mide el omega-3 en la sangre?

Esta medición se realiza a partir del índice de omega-3 (O3i). El O3i se define como el porcentaje de omega-3 DHA/EPA en relación con el total de ácidos grasos de nuestros glóbulos rojos; es un indicador del estado general de las reservas de omega-3, mucho más fiable que los cuestionarios alimentarios. Aunque la medición se realiza con una simple gota de sangre (como en el caso de la diabetes), esta prueba no está disponible de forma habitual en la atención médica pública en España.

En 2004, un estudio demostró que las personas con un O3i superior al 8 % tenían un riesgo menor de padecer enfermedades cardiovasculares en comparación con aquellas con un O3i inferior al 4 %[22]. Un O3i elevado se ha correlacionado con un riesgo significativamente menor de sufrir un primer paro cardíaco[23], muerte súbita cardíaca y demencia.

Las recomendaciones actuales sobre el consumo de pescado y aceites vegetales (cuyos omega-3 se convierten solo en parte en EPA y casi nada en DHA) son insuficientes, para la mayoría de las personas, para mantener un O3i saludable.

Se incluyeron 298 estudios en 54 países y/o regiones, lo que dio lugar a cifras de carencias de omega-3 aún más alarmantes que las de los estudios basados en las encuestas alimentarias[24].

Japón es el país que ha examinado al mayor número de personas (26 877), seguido de Estados Unidos (22 700). China, Reino Unido, Finlandia, Francia, Italia y Australia son países en los que se han recopilado datos de más de 5000 personas.

Las regiones o países con niveles altos de DHA/EPA en sangre son los situados en el mar del Este (Japón, Corea del Sur y la región rusa de Primorsrki Krai), en Escandinavia (Dinamarca, Noruega) y en regiones con poblaciones indígenas o poblaciones que no se han adaptado completamente a las dietas industriales u «occidentales» (norte de Rusia, Alaska, Groenlandia, Papúa Nueva Guinea, Fiyi, Nigeria y la región de la bahía de Santa Elena, en Sudáfrica). Estos resultados ilustran que nuestra alimentación moderna no es suficiente para proporcionarnos omega-3.

Se han observado niveles moderados de DHA/EPA en sangre en el norte de Canadá (poblaciones cree/inuits), Chile, Islandia, Finlandia, Suecia, Túnez, Hong Kong, Mongolia y la Polinesia Francesa.

Se han registrado niveles bajos de DHA/EPA en sangre en Europa (Bélgica, República Checa, Francia, Alemania, Escocia, España y Países Bajos), Oriente Medio (Israel), Asia (China, Rusia y Singapur), Oceanía (Australia y Nueva Zelanda) y África (Sudáfrica y Tanzania).

Se han observado niveles muy bajos en sangre en América del Norte (Canadá y Estados Unidos), América Central y del Sur (Guatemala y Brasil), Europa (Irlanda, Reino Unido, Italia, Grecia, Serbia y Turquía), Oriente Medio (Irán y Baréin), Asia del Sur (India) y África (Kenia).

Los alarmantes resultados de Estados Unidos se confirmaron en una investigación publicada en 2021 en la revista *BMJ Open* realizada por Pharmavite, empresa estadounidense de suplementos alimenticios, que reveló que más del 68 % de los adultos y el 95 % de los niños no consumen suficiente omega-3 para satisfacer las necesidades nutricionales basadas en las directrices dietéticas estadounidenses[25]. Los mismos autores descubrieron que cuanto más alto era el nivel de omega-3 en sangre, menos signos de depresión presentaban los participantes[26].

Cabe señalar que los niños de entre 2 y 5 años y los hombres adultos tienen niveles aún más bajos de omega-3 en comparación con el resto de la población.

Estos mismos datos mostraban que el 89 % de los estadounidenses se clasificaban en la categoría de «alto riesgo cardiovascular» según su índice de omega-3[27].

En resumen

El 80 % de la población mundial tiene una dieta deficiente en DHA y EPA, y es probable que esta cifra esté subestimada.

Miles de millones de personas tienen carencias de DHA/EPA, en la mayoría de los casos sin saberlo. A pesar de estas evidentes deficiencias alimentarias a nivel mundial, el DHA/EPA es ampliamente ignorado por organismos de todo tipo, ya sean organizaciones nacionales e internacionales, multinacionales agroalimentarias o incluso instituciones dedicadas específicamente a las deficiencias nutricionales.

Por ejemplo, las siguientes políticas sanitarias no hacían ninguna mención al DHA/EPA: *Dietary Guidelines for Americans* 2015, *Sustainable Development Goals* 2015, *Global Nutrition Report* 2015, *International Conference on Nutrition* 2014, *Global Nutrition Policy Review* 2013, *Scaling Up Nutrition* 2012, *World Health Assembly* 2012.

En las directrices alimentarias de Estados Unidos, el DHA/EPA no figura en las listas de «nutrientes deficitarios» o «nutrientes consumidos en cantidades insuficientes». Del mismo modo, los Objetivos de Desarrollo Sostenible incluyen 47 objetivos de salud, pero el DHA/EPA no se menciona en ninguno de ellos, ni siquiera en los relacionados con la malnutrición, la mortalidad infantil prematura o las muertes evitables de menores de 5 años.

A medida que ha aumentado la prevalencia internacional de la obesidad, la diabetes y el síndrome metabólico en general, las multinacionales agroalimentarias han sido cada vez más criticadas por los perfiles nutricionales de sus productos ultraprocesados. Con la excepción de algunas leches de sustitución infantiles, casi ninguna menciona el DHA/EPA en los productos de consumo general. Reconocer todo esto no significa que las políticas de todas estas organizaciones sean malas. Proporcionan consejos útiles y asistencia práctica a miles de millones de personas sobre importantes cuestiones nutricionales. Se trata simplemente de señalar que sus políticas son incompletas. Aunque esta omisión no es insignificante.

El hecho de establecer recomendaciones alimentarias elevadas no significa que los nutricionistas sean fantasiosos o incluso poco pragmáticos. Lo mismo ocurre con muchos objetivos relacionados con las frutas y verduras, por ejemplo. Los nutricionistas se interesan, con razón, por lo que es adecuado para la salud humana, mientras que los productores de alimentos tienen muchas otras consideraciones y obligaciones. El reto consiste en hacer que el aumento de la producción de DHA/EPA sea técnicamente viable y comercialmente rentable.

A la vista de estos datos, es fácil comprender que la suplementación con DHA/EPA mediante suplementos alimenticios es la mejor manera de llevar los valiosos omega-3 de las algas a nuestro cerebro.

¿Qué dosis tomar de DHA?

En la sanidad pública española no hay una recomendación oficial y diferenciada de ingesta mínima diaria de DHA y de EPA. Las recomendaciones suelen ser generales sobre el consumo de pescado y en algunos casos se refieren a la ingesta conjunta de 250 mg/día de omega-3 (EPA

+ DHA) recomendada por la EFSA (Autoridad Europea de Seguridad Alimentaria). Rusia es el país con las recomendaciones de ingesta de omega-3 más elevadas[28].

Tabla 1. Objetivos de ingesta diaria
de EPA + DHA para adultos sanos[29]

Rusia	1.300 mg/día
Francia	500 mg/día
Noruega, Reino Unido	450 mg/día
China, Alemania, Estados Unidos, EFSA (Europa)	250 mg/día

Cabe señalar que la integración del DHA en las membranas neuronales es proporcional a la dosis, hasta una dosis de 2 g/día. Por encima de esta dosis, se produce un efecto de saturación. Si el EPA se combina con el DHA en una proporción de 3/2, esta dosis de saturación para el DHA disminuye a 1,2 g/día. Por tanto, no tiene sentido consumir más de 1,2 g/día de DHA si se combina con EPA. Para obtener más información sobre la fascinante biología de los omega-3, el artículo citado en la referencia[30] está disponible en acceso abierto.

¿Por qué es tan importante la relación omega-6/omega-3?

Los omega-3 y los omega-6, aunque necesarios para el buen funcionamiento de nuestro cerebro, compiten entre sí por acceder a la enzima que les permita integrarse en las membranas de nuestras neuronas, su función última. A continuación, el cerebro puede decidir liberarlos si se ve sometido a estrés (como estrés psicológico, privación repetida del sueño o una infección como la COVID…).

Sin embargo, los omega-3 son mucho más eficaces que los omega-6 para extinguir la inflamación y proteger nuestro cerebro. Mediante un mecanismo de *nivelación*, los omega-3 alcanzan el grado de *resolvinas*, auténticos aviones de lucha contra incendios que extinguen el fuego de la inflamación en el cerebro. Además, las resolvinas limpian los restos que quedan en el campo de batalla, protegiendo así nuestro cerebro del envejecimiento acelerado.

Los alimentos ricos en omega-6 que compiten con los omega-3 son, en orden descendente, la yema de huevo (por eso recomiendo consumir 1 o 2 al día, ya que contiene otros nutrientes muy útiles), carnes como la ternera y el cerdo, el pollo, el pavo, las salchichas, el salchichón y el chorizo, el confit de pato, el paté y las terrinas. Así pues, el consumo excesivo de carne favorecerá la neuroinflamación por este mecanismo de competencia entre omega-3 y omega-6.

La mayoría de los aceites alimenticios del mundo se producen actualmente a partir de fuentes vegetales, como el cártamo, el girasol, la soja y el maíz. También son ricos en omega-6. Las observaciones de los científicos han llevado a proponer una reducción de la oferta de estos aceites. Sin embargo, los economistas, los fabricantes y los agricultores ridiculizan la sugerencia. Ello requeriría un cambio tan radical en la producción agrícola que no parece seriamente viable en la situación actual, desde el punto de vista económico o político. ¿Quizás el despertar de las conciencias surta efecto dentro de unos años?

A continuación mostramos la lista de alimentos ricos en omega-6 en cuestión (cuyo consumo debe limitarse, por orden decreciente de concentración en omega-6) (fuente: ciqual.anses.fr):

> Aceite de semilla de uva, aceite de girasol (muy frecuente en productos ultraprocesados), aceite de nuez, aceite de maíz, aceite de soja, aceite de algodón, aceite de germen de trigo, aceite para freír, aceite de sésamo, nueces secas, aceite de argán, lecitina de soja, piñones, amapola, semillas de girasol, aceite combinado, nueces de Brasil, pacanas, semillas de sésamo peladas, nueces frescas, aceite de colza, aceite de cacahuete, chips de gambas, pistachos, aceite de cártamo, aceite de lino, mayonesa, almendras, mantequilla de cacahuete, cacahuetes, caviar de berenjena, aceite de avellana, salsa pesto, salsa tártara, salsa de pimienta, harina de soja, salsa americana.

Consumimos cinco veces más omega-6 de lo recomendado
Un metaanálisis que exploraba el envejecimiento acelerado del cerebro reveló que todos los participantes tenían veinte veces más omega-6 que omega-3 en su dieta, mientras que la proporción recomendada es de no más de cuatro partes de omega-6 por cada parte de omega-3[31].

Problemas de absorción de los omega-3

La alimentación, la exposición a contaminantes ambientales y el estrés pueden afectar al metabolismo de los omega-3. Por ejemplo, una dieta rica en ácidos grasos saturados o trans puede alterar el metabolismo de los omega-3. Las enfermedades inflamatorias también pueden alterarlo.

Algunas personas tienen una predisposición genética a no expresar la fosfolipasa A2, una enzima clave que permite liberar omega-3 en el cerebro y apagar la inflamación cerebral.

El número exacto de personas afectadas por anomalías en el metabolismo de los omega-3 aún no está claramente definido.

¿Son eficaces los suplementos alimenticios para corregir o prevenir las carencias de omega-3?

La agencia francesa de seguridad sanitaria de los alimentos (ANSES) precisaba en 2007: «Solo la suplementación [mediante suplementos alimenticios] con DHA da lugar a un aumento significativo de su nivel en la retina y el cerebro».

Una revisión sistemática de la literatura científica de acceso abierto publicada en 2023 en *Frontiers in Nutrition*[32] concluyó que el aumento del consumo de omega-3 mejora el O3i, cuya eficacia depende del tipo de omega-3, la dosis, la duración y las características de los participantes (como el sexo, la edad, la genética, la menopausia, entre otros factores que determinan la distribución lipídica).

La dosis más pequeña que permitió alcanzar un O3i superior al 8% fue de 200 mg/día de DHA durante casi seis meses en mujeres embarazadas (aumento del 1,5% con respecto al valor inicial).

En resumen

En general, el DHA parece ser más eficaz que el EPA para mejorar el O3i, ya que la renovación del EPA es más rápida que la del DHA en las membranas de las neuronas[33], lo que significa que dura menos tiempo.

Así pues, la acción del EPA sobre la salud mental que veremos en la segunda parte probablemente proviene de un efecto antiinflamatorio inmediato, más que de un efecto sobre la regeneración de las reservas de omega-3 en el cerebro.

En Estados Unidos, país con un alto consumo de suplementos alimenticios, la ingesta de omega-3 es mayor en los suplementos alimenticios (0,72 g/día de EPA y DHA) que en los alimentos (0,41 g/día)[34].

Se llevó a cabo un estudio aleatorizado, controlado con placebo, doble ciego y en grupos paralelos con 115 hombres y mujeres sanos, que se publicó en la revista de la Asociación Americana de Cardiología en 2013[35]. Las 5 dosis (0, 300, 600, 900 y 1.800 mg) de DHA + EPA demostraron su eficacia para aumentar los niveles de omega-3 de los participantes. Cuanto mayor es la dosis, más rápido aumenta el nivel de omega-3, lo que concuerda con los datos fisiológicos que hemos visto anteriormente, si bien hay que tener en cuenta que se alcanza una meseta a partir de 1,2 g/día de DHA cuando se combina con EPA.

Sin embargo, la dosis del suplemento solo explicaba el 68% de la variabilidad del efecto sobre los niveles de omega-3 de los participantes. De hecho, el peso de los participantes también influye en la eficacia de los omega-3, así como el nivel de base de omega-3, la edad, el sexo y el nivel de actividad física.

Estos son los efectos observados tras cinco meses de toma de suplementos alimenticios de DHA + EPA:

— para 1800 mg/día: +121 % de O3i (véase la definición del índice omega-3 en la p. 36). Sin embargo, esta dosis elevada se ha asociado a un riesgo potencialmente mayor de fibrilación auricular en algunas personas y no se recomienda sin consejo médico;

— para 600 mg/día: + 59 %;

— para 300 mg/día: + 44 %.

Cabe señalar que los participantes vivían en Estados Unidos, país donde el nivel básico de omega-3 es especialmente bajo, con una ingesta media inferior a 100 mg/día de DHA + EPA[36].

En resumen

La dosis diaria recomendada de 250 mg de DHA + 250 mg de EPA está indicada para la mayoría de las personas con fines preventivos, a fin de permitir un funcionamiento óptimo del cerebro. Se recomiendan dosis más elevadas en indicaciones terapéuticas que veremos en la segunda parte, o bien para alcanzar más rápidamente el nivel óptimo de omega-3 en caso de insuficiencia o carencia, o para personas con sobrepeso o con problemas de absorción.

Por tanto, no es necesario consumir dosis elevadas de omega-3 a largo plazo, sino que para la mayoría de nosotros es mejor tomar dosis diarias moderadas. Al igual que con muchos nutrientes, podemos recordar que *es preferible tomar dosis medias cada día en lugar de curas cortas demasiado concentradas, ya que nuestro cerebro necesita un aporte regular para funcionar de manera óptima.*

¿Cuánto tiempo hay que tomar omega-3?

Los niveles de DHA y EPA en el cerebro de ratas adultas aumentaron tras tres meses de suplementación con DHA puro (lo que significa que el DHA también aumenta los niveles de EPA mediante un mecanismo denominado «retroconversión»)[37].

Basta con un mes para desnutrirse

Un experimento realizado con ratas demostró que aquellas alimentadas con una dieta sin DHA sufrieron una desnutrición progresiva de DHA en el cerebro durante los 29 días siguientes[38].

El DHA permanece más tiempo en el organismo que el EPA. Tras un tratamiento con suplementos de DHA, se necesitan aproximadamente seis meses para volver al estado anterior al tratamiento[39]. Por el contrario, el EPA se elimina en unas cuatro semanas.

> ¿Cómo se explica esta diferencia? El DHA se procesa en el organismo como un invitado de honor y se transporta principalmente en los fosfolípidos, que son carrozas muy estables, mientras que el EPA se transporta en lípidos neutros, que son carretas improvisadas que se eliminan más rápidamente.

Un ensayo controlado aleatorizado publicado en 2012 muestra que los niveles de DHA siguen aumentando en el organismo tras un año de suplementación[40]. Sin embargo, es difícil determinar con precisión el tiempo necesario para que el DHA alcance una concentración estable en el cerebro. Probablemente sea de unos meses, con variaciones entre individuos. Además, los omega-3 prácticamente no se almacenan en las grasas, lo que sugiere que es recomendable una ingesta diaria de por vida[41], y aún más en personas vulnerables al estrés, la ansiedad, la depresión, los trastornos de atención y del sueño, el sobrepeso y la inflamación, así como al deterioro cognitivo, como veremos en los siguientes apartados.

Recibo muchos testimonios que me explican que la ingesta diaria de omega-3 estabiliza los altibajos, incluso sin ninguna patología mental identificada.

En resumen

• El ácido docosahexaenoico (DHA) es un omega-3 esencial durante todo el ciclo vital. El desarrollo visual y cognitivo de los lactantes requiere una gran cantidad de DHA. Los niños y adolescentes también necesitan DHA para la maduración de su cerebro.

• En los adultos, los niveles de DHA disminuyen en los 28 días siguientes a la interrupción de una suplementación, ya que el cerebro no puede almacenar el DHA; en el caso del EPA, la disminución es aún más rápida. Entre ambos, el DHA es más eficaz para recargar el cerebro con omega-3, ya que una parte del DHA se transforma en EPA.

• En la segunda parte veremos que estudios recientes también sugieren que el DHA podría proteger contra la enfermedad de Alzheimer y otros tipos de demencia, y que los omega-3 podrían proteger contra la degeneración macular relacionada con la edad. Ello sugiere un papel continuo de estas grasas en la salud del cerebro y los ojos en niños, adultos y personas mayores.

• Por tanto, existe un verdadero reto de salud pública para proporcionar a la población fuentes de DHA y EPA, que están cada vez menos disponibles en la alimentación moderna. El pescado de piscifactoría contiene cada vez menos DHA y EPA, ya que se alimenta cada vez menos con productos derivados de otros peces. Por otra parte, el agotamiento de los recursos pesqueros silvestres está provocando una escasez mundial de DHA y EPA en la alimentación. Los estudios demuestran que pocas personas consumen tres raciones de pescado azul a la semana, incluso cuando se someten a un protocolo de estudio.

• Las algas son los principales productores de DHA y EPA en el ecosistema. Así pues, la solución reside en el desarrollo de la producción de suplementos alimenticios de DHA/EPA extraídos de aceites de algas para mejorar el transporte de estos valiosos omega-3 desde las algas hasta nuestro cerebro.

• Los beneficios de la suplementación desaparecen progresivamente a partir de los 28 días siguientes a la interrupción, ya que el cerebro no puede almacenar omega-3. Por tanto, parece preferible una ingesta diaria a largo plazo en lugar de una cura.

CAPÍTULO 2

Vitamina D3: moduladora de la inmunidad y activadora de los genes

En mi opinión, cualquier persona con un trastorno de salud mental debería poder beneficiarse diariamente de un suplemento de vitamina D3 a largo plazo. Ni la alimentación ni el sol son suficientes para proporcionarnos la vitamina D3 que nuestro cerebro necesita para funcionar de manera óptima.

A continuación, incluyo algunos testimonios que me han llegado a través de las redes sociales:

Gautranmaryse:
«Tras un gran cansancio a finales de noviembre, un poco de depresión y problemas de sequedad en el cuero cabelludo, mi médico me recetó vitamina D. Como ya tomaba Rodhiola Azafrán y magnesio, noté la diferencia enseguida. Ahora estoy mucho mejor. Además, he incluido proteínas en el desayuno, con huevos y medio aguacate, lo que me va muy bien».

Catherinebuils:
«Sí, la tomo en gotas todos los días, mi médico me prescribió un análisis y mis niveles están perfectos. Me siento menos cansada, no he tenido res-

friados ni nada parecido desde hace mucho tiempo y mi estado de ánimo también ha mejorado».

Enit_cirq:
«Tomo vitamina D porque vivo en el norte [de Francia] y, efectivamente, me siento mejor, menos cansada y menos decaída».

Coccinelle_bleue8:
«La tomo todos los días en forma de gotas, siguiendo el consejo de mi estupenda farmacéutica. Toda la familia se puso enferma (gripe A mi marido, pese a estar vacunado, y estado gripal mi hijo), pero yo no. Soy profesora en un instituto de formación profesional y estoy en contacto con un centenar de alumnos cada semana. Tosen, se suenan la nariz sin precaución. Bueno, es el primer año que tomo esta vitamina. Y sigo gozando de buena salud».

iletaitunefoismc7:
«Efectivamente, confirmo los beneficios de la D3 en el día a día, tanto en el estado de ánimo, que es notablemente mejor, como en una mayor resistencia a las pequeñas enfermedades (resfriados menos frecuentes...). ¡Todo son ventajas!».

La vitamina D3 (denominada colecalciferol) es una hormona esteroidea que se une a receptores clave de activación en el cerebro (denominados «promotores»). Estos receptores tienen múltiples funciones:
— regulan el sistema inmunitario del cerebro (la masa de células inmunitarias denominada «microglía»);
— actúan sobre las neuronas protegiéndolas (neuroprotección) y optimizando su función (la neurotransmisión);
— modulan la expresión del ADN favoreciendo la adaptación y el crecimiento de las células cerebrales (la neuroplasticidad);
— desempeñan un papel clave en el desarrollo cerebral;
— protegen el cerebro de agentes neurotóxicos.

La alimentación y el sol no son suficientes para proporcionarnos la vitamina D necesaria

La vitamina D3 proviene de dos fuentes, ambas insuficientes para nuestras necesidades. La primera es la síntesis por nuestra piel cuando esta se expone durante un tiempo suficiente (al menos 20 minutos) a mediodía al sol de verano y sin crema solar de protección total (que bloquea los rayos ultravioleta responsables de la síntesis).

La segunda es la alimentación: pescado azul, huevos, carne, setas y productos lácteos enriquecidos. Sin embargo, la ingesta alimentaria está lejos de cubrir las necesidades.

Ya en 2012, la agencia francesa ANSES concluía:[42]

«En lo que respecta a la vitamina D, la prevalencia de la insuficiencia para cubrir las necesidades es prácticamente del 100 % en los adultos, independientemente de la edad y el sexo. Este resultado, obtenido bajo la hipótesis de una síntesis endógena mínima (caso de la población considerada no expuesta al sol), es comparable a los recogidos en la bibliografía de otros países. No obstante, confirma los datos de la bibliografía que han establecido que las necesidades de vitamina D de la población francesa no pueden cubrirse con la oferta alimentaria actual».

Y esto es lo que concluyó la ANSES diez años más tarde en otro informe[43]: «Los riesgos de una ingesta insuficiente, *a fortiori* en personas poco expuestas al sol, están bien documentados y constituyen una preocupación importante para la salud pública en Francia (Programa Nacional de Nutrición y Salud, PNNS) y en todo el mundo (Organización Mundial de la Salud, OMS)».

Según los datos del estudio Inca 3, de la misma ANSES[44], la ingesta media de vitamina D en la población francesa a través de la alimentación es de 3,1 µg/día en adultos de 18 a 79 años.

Esta ingesta es ligeramente superior en los hombres que en las mujeres, ya que los hombres consumen más productos de origen animal. La ANSES precisa en un informe público relativo a una solicitud de autorización de comercialización de los suplementos alimenticios Bariatric Advantage Cerise y Bariatric Advantage Citrus que el 95% de los hombres en Francia tienen una ingesta inferior a 7 µg/día, y el 95% de las mujeres, inferior a 5,8 µg/día[45]. En Estados Unidos, las encuestas sobre la ingesta alimentaria también indican que el 95% de los adultos no cubren las necesidades medias estimadas de vitamina D[46].

¿Qué dosis tomar de vitamina D?

España tiene una referencia nutricional oficial (IDR, ingesta dietética de referencia) para vitamina D (incluyendo D3) de 15 µg/día para los adultos, que es también el valor recomendado para la población francesa por la ANSES y, desde 2010, por el Instituto de Medicina de Estados Unidos (IOM), para la población norteamericana menor de 70 años[47]. Es cinco veces más que la ingesta media comunicada por el estudio francés Inca 3.

¿Qué es la referencia nutricional?

El término «referencia nutricional» agrupa un conjunto de valores de aporte alimentario en nutrientes que varían en función de la edad y el sexo, pero también en función del nivel de actividad física, el estado fisiológico (como el embarazo, por ejemplo) o los hábitos alimentarios.

Estas referencias nutricionales son útiles para los profesionales de la salud, en particular para los especialistas en nutrición y dietética, a fin de elaborar una dieta variada y equilibrada que cubra las necesidades de diferentes grupos de población, lactantes, niños, adolescentes, adultos, mujeres embarazadas y lactantes, personas mayores sanas, sin que ello suponga un exceso de ingesta.

Incluso teniendo en cuenta la exposición solar, según el estudio ENRICA (Estudio de Nutrición y Riesgo Cardiovascular en España, 2011-2014), entre el 33 y el 40% de la población española adulta presenta un nivel insuficiente de vitamina D; en Francia se da un porcentaje similar (34,5%, en 2015)[48]; mientras que en Estados Unidos la proporción se sitúa entre el 8 y el 17%, según los umbrales elegidos.

Cabe señalar que la obesidad (definida por un índice de masa corporal [IMC] superior o igual a 30, es decir, 30 kg/m^2), que afecta a más de un tercio de los adultos estadounidenses, aumenta el riesgo de deficiencia de vitamina D[49].

En un metaanálisis publicado en 2023 en la revista *American Journal of Nutrition*, los niveles insuficientes de vitamina D se asociaron con un mayor riesgo de muerte por todas las causas y de enfermedades cardiovasculares en pacientes con diabetes de tipo 2. La suplementación puntual con vitamina D no redujo significativamente estos riesgos. Por tanto, los investigadores recomendaron corregir la deficiencia de vitamina D en personas con diabetes tipo 2 para alcanzar concentraciones de al menos 60 nmol/L.

La deficiencia de vitamina D también se ha asociado con un aumento del riesgo de diabetes de tipo 1 en un metaanálisis que incluyó 16 estudios con 10 605 participantes, publicado en 2021 en la revista *European Journal of Clinical Nutrition*[50].

La insuficiencia de vitamina D también parece desempeñar un papel en los abortos espontáneos inducidos por metales pesados, como sugiere un metaanálisis publicado en 2023[51].

En otras palabras, casi todas las personas deberían tomar suplementos de vitamina D porque su ingesta alimentaria es muy inferior a la ingesta suficiente recomendada por la EFSA (Autoridad Europea de Seguridad Alimentaria) o la Academia Nacional de Medicina de Estados Unidos, y porque el sol no es suficiente para cubrir las mencionadas necesidades.

¿Es necesario realizar un análisis en laboratorio?

La sanidad pública española o la Sociedad Española de Endocrinología y Nutrición (SEEN) recomiendan no medir sistemáticamente los niveles de vitamina D antes de suplementar en la mayoría de los casos, reservando esta analítica para situaciones clínicas específicas.

La medición de la vitamina D solo se recomienda y cubre por el seguro médico en los siguientes seis casos clínicos:
— un procedimiento diagnóstico para confirmar o descartar el raquitismo;
— un procedimiento diagnóstico para confirmar o descartar la osteomalacia;
— seguimiento ambulatorio de adultos trasplantados renales más de tres meses después del trasplante;
— antes y después de una cirugía bariátrica;
— durante la evaluación y el tratamiento de personas mayores propensas a caídas repetidas;
— para cumplir con las fichas de las características del producto (FCP) de los medicamentos que recomiendan la realización de un análisis de vitamina D.

¿Existe riesgo de sobredosis?

En 2023, la EFSA indicó que se mantenía el límite superior de seguridad para la vitamina D en 100 μg/día (4000 UI) para los adultos[52], es decir, seis veces la referencia nutricional. Este límite es muy inferior a las dosis para las que se han descrito casos de hipercalcemia (exceso de calcio), es decir, más de 250 μg/día.

Tabla 2. Referencias nutricionales para la vitamina D según la EFSA[53]

Grupos de población	Ingesta suficiente	Límite superior de seguridad
Lactantes	10 (400 UI)	25 (1000 UI)
Niños de 1 a 10 años	15 (600 UI)	50 (2000 UI)
Adolescentes, hombres, mujeres, mujeres embarazadas o en periodo de lactancia	15 (600 UI)	100 (4000 UI)

¿Es mejor tomar un suplemento diario, semanal o mensual de vitamina D?

Un metaanálisis publicado en 2023 en la revista *Frontiers in Nutrition* indicó que la suplementación diaria con vitamina D era ligeramente más eficaz que las dosis semanales o mensuales para mantener niveles constantes de vitamina D[54].

La ingesta diaria de vitamina D también podría ser más beneficiosa para reducir la mortalidad total por cáncer en comparación con las ampollas mensuales[55].

En resumen

La ingesta alimentaria y la exposición al sol no son suficientes para cubrir las necesidades de vitamina D3 de la mayoría de los casos. No es necesario realizar un análisis en laboratorio para tomar suplementos. La ingesta dietética de referencia (IDR) de vitamina D3 es de 15 µg/día (600 UI) para los adultos, según la EFSA. La mayoría de los suplementos alimenticios ofrecen dosis insuficientes (5 µg/día). Una dosis insuficiente es la primera causa de ineficacia de los suplementos. La suplementación diaria es ligeramente más eficaz que la suplementación semanal o mensual, aunque estas últimas también son eficaces.

CAPÍTULO 3

Tres vitaminas B contra el deterioro cognitivo y para la neurotransmisión

Vitamina B9 activa (metilfolato)

El 5-metiltetrahidrofolato (5-MTHF o MTHF) es la única forma de vitamina B9 que puede penetrar directamente en el cerebro, a diferencia del ácido fólico y el ácido folínico, que se obtienen con receta médica. El MTHF desempeña un papel clave en la síntesis de los neurotransmisores implicados en numerosos trastornos ansiosos depresivos, del sueño y de la conducta alimentaria, como la serotonina, la noradrenalina y la dopamina. La serotonina interviene en la regulación del estado de ánimo, el sueño y el apetito; la dopamina es crucial para la motivación, el placer y la función motora. Por último, la noradrenalina desempeña un papel en el estado de alerta y la respuesta al estrés.

El MTHF es un cofactor esencial en el ciclo de la metilación, un proceso clave para la regulación de la serotonina, la dopamina y la noradrenalina. El MTHF proporciona un grupo metilo que se utiliza para transformar la homocisteína en metionina. La metionina se convierte a continuación en S-adenosil metionina (SAMe), que es un donante de grupos metilo crucial para la metilación de los neurotransmisores implicados en la salud mental.

El MTHF también tiene una función en la metilación del ADN, proceso esencial para la reparación y protección del ADN, así como para la expresión génica. Además, contribuye a la neuroprotección al reducir el estrés oxidativo y la inflamación implicados en varias enfermedades neurodegenerativas, como el Alzheimer, que veremos en la segunda parte del libro.

En resumen

El MTHF es crucial para la síntesis de neurotransmisores (serotonina, dopamina, noradrenalina), la metilación del ADN y la neuroprotección.

¿Qué forma de vitamina B9 es preferible?

El ácido fólico necesita una transformación en cuatro etapas en los intestinos y el hígado para convertirse en MTHF. Esta forma biológicamente activa de folatos puede atravesar la barrera cerebral y activar las enzimas que sintetizan la dopamina, la noradrenalina y la serotonina. Por este motivo, el MTHF es la forma de vitamina B9 preferida para cuestiones relacionadas con la salud mental.

El 30 % de las personas no convierten correctamente las formas inactivas de la vitamina B9 (el ácido fólico y el ácido folínico, que son las únicas formas disponibles con receta médica en España). Estas personas son portadoras de una versión deficiente de la enzima metilenotetrahidrofolato reductasa (MTHFR), denominada polimorfismo C677T.

En 2023 se publicó un caso clínico muy ilustrativo en *Cell Discovery*[56] (revista de gran prestigio con un factor de impacto de 33 en 2023, que es muy alto). El caso estudiado era el de una mujer que había tomado una dosis excesiva y prolongada de ácido fólico (5 mg/día, es decir, 5 veces el límite superior de seguridad de la EFSA, aunque es una dosis frecuentemente recetada en España para suplementaciones concretas). Ella desconocía que era portadora del polimorfismo C677T del gen MTHFR, lo que provocó que el ácido fólico se le acumulara en el organismo y, en consecuencia, también la homocisteína, lo que puede ser perjudicial para la salud cardiovascular. El MTHF pudo resolver el problema.

Los beneficios del folato no se limitan a la salud mental. Un mayor consumo diario de folato podría tener un efecto beneficioso en la reducción de la mortalidad por todas las causas, así como favorecer una disminución del riesgo de cáncer y enfermedades cardiovasculares[57].

> Por ejemplo, en un estudio con 115 664 participantes del Reino Unido, de entre 40 y 70 años, sin antecedentes de enfermedades cardiovasculares ni cáncer al inicio del estudio (entre 2006 y 2010), a los que se realizó un seguimiento hasta finales de 2018, cada aumento en la ingesta de folatos se asoció con una reducción del 5 % en el riesgo de enfermedades cardiovasculares y del 10 % en el riesgo de mortalidad por enfermedades cardiovasculares, tras ajustar otros factores[58]. El MTHF también se ha asociado con una reducción del riesgo de cáncer colorrectal en un metaanálisis[59], así como de cáncer de pulmón[60]. El efecto protector fue aún más pronunciado en los fumadores.
>
> Los investigadores hicieron un seguimiento de más de 35 000 adultos durante un largo periodo de tiempo. Observaron que cada aumento de una unidad en el consumo diario de folatos se asociaba con una reducción del riesgo de mortalidad por todas las causas del 7,1 % en las personas con diabetes, del 3,6 % en las personas con prediabetes y del 5,7 % en las personas con resistencia a la insulina. Además, cada aumento de una unidad en el consumo diario de folatos se asoció con una reducción del riesgo de mortalidad por enfermedades cardiovasculares del 12 % en personas con diabetes, del 8 % en personas con prediabetes y del 9 % en personas con resistencia a la insulina.

Carencias de folatos en la población general

La agencia francesa ANSES, en su informe de 2012[61], señalaba que el 6 % de los adultos (hombres y mujeres) presentaban una carencia de folatos. La ingesta dietética de referencia (IDR) es de 330 µg de equivalente de folato alimentario (EFA) al día, y el 95 % de los franceses se situaba entre 160 y 440 µg/día en la encuesta Inca 2, en la que participaron 1863 personas de entre 18 y 79 años[62]. En Estados Unidos, el 13 % de las personas tienen deficiencia de folatos en su dieta, según la cohorte estudiada por las Encuestas de Salud Nacional y Examen de Nutrición (NHANES)[63].

¿Existe riesgo de sobredosis?

Dado que el límite superior de seguridad de la ingesta nutricional de folatos se ha fijado en 1000 µg/día, un suplemento alimenticio que aporte entre 170 y 400 µg/día de MTHF es seguro para la práctica totalidad de la población, siempre que no se combine con otros suplementos alimenticios. En este caso, no es necesario realizar un análisis de sangre previo en un laboratorio. Cualquier dosis superior debe ser consultada con un profesional cualificado.

En resumen

• El MTHF es la forma activa de la vitamina B9 directamente asimilable por el cerebro. Es la forma que ha demostrado mayor eficacia en la salud mental, a diferencia de la forma inactiva (el ácido fólico).
• Entre el 30 y el 40 % de las personas no metabolizan correctamente las demás formas de vitamina B9, que resultan ineficaces y pueden acumularse en la sangre, lo que crea un efecto potencialmente nocivo.

Carencias de vitaminas B6 y B12 en la población general

En Estados Unidos, el 15 % de las personas tienen deficiencia de vitamina B6 y el 4 %, de vitamina B12 en la cohorte estudiada por las Encuestas de Salud Nacional y Examen de Nutrición (NHANES)[64]. Un metaanálisis publicado en 2022 en *Nutrition Reviews*[65], que incluía 18 estudios, reveló que una ingesta alimentaria baja en vitaminas B6 y B12 estaba significativamente asociada con el riesgo de depresión en las mujeres. La vitamina B12 también estaba implicada. Un déficit de vitamina B12 también puede tener consecuencias graves, especialmente en personas mayores, mujeres embarazadas y niños alimentados con leche materna. La metformina, medicamento muy recetado a personas prediabéticas y diabéticas, puede provocar una deficiencia de vitamina B12.

Lo que hay que saber sobre los huevos

Es importante destacar que los huevos, aunque son de origen animal y compatibles con las dietas vegetarianas y flexitarianas, son pobres en vitamina B12. Precisamente, muchas personas vegetarianas creen erróneamente que no necesitan suplementos de vitamina B12 porque consumen huevos.

Así, en un estudio realizado en Estados Unidos con más de 65 000 personas, se asoció una mayor ingesta de vitamina B6 con una reducción de la mortalidad por todas las causas[66].

La suplementación con vitamina B12 también redujo en un 20 % el riesgo de padecer la enfermedad de Parkinson, enfermedad neurodegenerativa, en 80 965 mujeres (participantes en el famoso estudio de cohorte NHS Nurses' Health Study, 1984-2016) y 48 837 hombres en Estados Unidos (participantes en el estudio Health Professionals Follow-up Study, 1986-2016)[67].

Aparte de su efecto neuroprotector, el principal interés de la vitamina B12 es su participación en el ciclo del MTHF que hemos visto anteriormente (en otras palabras, el MTHF «consume» B12), por lo que es recomendable, siempre que se pueda, combinar ambas vitaminas en caso de suplementación.

¿Qué dosis tomar de vitamina B12?

Según la EFSA, en 2023, una ingesta suficiente de vitamina B12 era de 4 μg/día.

Se habla de ingesta suficiente cuando no hay datos suficientes para calcular una necesidad media. La ingesta suficiente es el contenido medio de nutrientes, basado en observaciones o experiencias, que se supone suficiente para satisfacer las necesidades de la población.

¿Qué dosis tomar de vitamina B6?

Según la EFSA, la ingesta de referencia de vitamina B6 para la población en 2023 era de 1,6 mg/día. La ingesta de referencia para la población es la ingesta de un nutriente que puede satisfacer las necesidades de casi todas las personas sanas de una población.

¿Existe riesgo de sobredosis?

En el momento de escribir estas líneas, la EFSA no había establecido un límite máximo de seguridad para la vitamina B12, por lo que, en teoría, no existe riesgo de sobredosis. No es necesario medir el nivel de vitamina B12 en un laboratorio para tomar suplementos, especialmente en el caso de las dietas veganas, vegetarianas o flexitarianas, que son pobres en vitamina B12.

El límite superior de seguridad de vitamina B6 es de 25 mg/día para los adultos[68]. Se han utilizado dosis muy superiores en algunos ensayos controlados aleatorizados que se presentarán más adelante; estas dosis deben ser supervisadas por un profesional de la salud cualificado y limitadas en el tiempo.

CAPÍTULO 4

El zinc contra los síntomas depresivos

Enilorac35000:

«[...] gracias a sus consejos, he pasado el invierno mucho más tranquila de lo habitual. Ya fuera ante la depresión estacional o ante los virus, he estado tranquila, ¡así que vivan los suplementos!».

El zinc es un oligoelemento esencial que desempeña un papel crucial en las reacciones bioquímicas de nuestro cerebro. Más de 300 enzimas del organismo necesitan zinc para funcionar correctamente.

El zinc mejora los síntomas depresivos gracias a una multitud de efectos que han sido demostrados en metaanálisis:

— el zinc es esencial para el desarrollo y la función de las células inmunitarias y, por tanto, para el fortalecimiento del sistema inmunitario;

— desempeña un papel fundamental en la regulación de la glucosa, una propiedad esencial que puede influir en el sueño y la concentración;

— también actúa en el metabolismo de los lípidos, previene la aterosclerosis y mejora el funcionamiento del cerebro, especialmente en personas con sobrepeso;

— al igual que el MTHF, desempeña un papel en la síntesis del ADN.

El zinc es abundante en las células del páncreas y desempeña un papel importante en la cristalización y secreción, así como en la acción de la insulina y la translocación de la insulina en las células. Un metaanálisis publicado en 2019 en la revista *American Journal of Clinical Nutrition*[69], que incluyó 32 ensayos controlados con placebo en los que participaron un total de 1700 personas de 14 países, concluyó que la suplementación con zinc mejoraba el control de los niveles de glucosa en sangre para la prevención de la diabetes. Estos resultados se mantuvieron independientemente de que el zinc fuera de origen vegetal o animal en la dieta.

El zinc también desempeña un papel en el metabolismo de los lípidos gracias a sus mecanismos antioxidantes y antiinflamatorios, que pueden modificar la aterosclerosis y el riesgo de enfermedades cardiovasculares. Estas propiedades se confirmaron en dos metaanálisis publicados en 2021, que reunieron 18 estudios en el primero[70] y 21 estudios con 1321 participantes en el segundo[71]. Dos metaanálisis adicionales publicados en 2021 y 2023 también confirmaron la eficacia de la suplementación con zinc sobre los triglicéridos, el colesterol total, la glucemia en ayunas, la hemoglobina glicosilada, la resistencia a la insulina, la inflamación (con marcadores como la proteína C reactiva, PCR), la interleucina-6 (IL-6), el factor de necrosis tumoral alfa (TNF-α), el estrés oxidativo (óxido nítrico [NO], malondialdehído [MDA]), la capacidad antioxidante total (CAT) y el glutatión (GSH)[72], incluso en dosis bajas[73]. El zinc es un cofactor de la enzima antioxidante denominada superóxido dismutasa y de otras enzimas antioxidantes. Probablemente sean estos mecanismos los que expliquen que la suplementación con zinc tenga un efecto beneficioso sobre el perfil lipídico de las personas diabéticas, según un metaanálisis publicado en 2023 en *Advances in Nutrition*[74].

El efecto antidepresivo del zinc podría deberse en parte a los receptores P2X7 implicados en el metabolismo energético de las células[75]. El P2X7 es un receptor que fija el trifosfato de adenosina (ATP) a la superficie de determinadas células. El ATP es una molécula importante para la energía celular, es la «moneda de cambio» del metabolismo energético, ya que contiene una cantidad media de energía. Cuando el ATP se une al P2X7 es como introducir una moneda en una máquina recreativa, ya que puede desencadenar varias reacciones en la célula. El P2X7 es especialmente importante en el sistema inmunitario, ya que desempeña un papel en las respuestas inflamatorias y en la defensa contra las infecciones. Su disfunción también se está estudiando en diversas enfermedades, como las autoinmunes, el cáncer y los trastornos neurológicos. Un metaanálisis publicado en 2011 en *Tropical Medicine & International Health*[76] tenía como objetivo evaluar la eficacia y la seguridad de los suplementos de zinc en adultos, niños y mujeres embarazadas con VIH. Seis ensayos clínicos aleatorizados, con un total de 1009 participantes, indicaron que la suplementación con zinc era beneficiosa para reducir las infecciones oportunistas en personas con VIH.

> Doce semanas de suplementación diaria con zinc (30 mg/día) mejoran los resultados en las pruebas cognitivas en mujeres con sobrepeso, independientemente de la pérdida de peso, según los resultados de un ensayo controlado aleatorizado brasileño en el que participaron 42 mujeres de entre 40 y 60 años, publicado en 2023 en la revista *Nutrients*[77] (top 25 %).
> La carencia de zinc puede aumentar el riesgo de aborto espontáneo en mujeres embarazadas[78] y de cáncer de próstata en hombres[79]. También cabe destacar que el zinc desempeña un papel importante en el fortalecimiento de las uñas y el cabello, así como en la cicatrización de las heridas.

Aunque el zinc está presente en alimentos como las aves de corral, las alubias, las nueces y los cereales integrales, la carencia de zinc es muy común en todo el mundo. Una de las explicaciones radica en el consumo creciente de cereales no refinados, ricos en ácido fítico (fitatos), un inhibidor potencial de la absorción del zinc.

Las dosis bajas de zinc tomadas diariamente durante largos periodos de tiempo son más eficaces que los tratamientos de tres meses con dosis altas (de 15 mg/día o más), ya que las dosis altas activan mecanismos de autorregulación que reducen la fracción de zinc absorbida.

Los autores de un metaanálisis publicado en 2021[80] llegaron a la siguiente conclusión: «Las dosis bajas de zinc y los tratamientos más prolongados tienen un mayor impacto en un mayor número de factores de riesgo que las intervenciones con dosis altas y de corta duración».

Otro metaanálisis que incluyó 16 estudios publicados dos años antes en la revista *Nutrients*[81] (top 25 %) concluyó que el riesgo de diabetes se reducía en promedio un 13 % (entre un 2 % y un 22 %) entre las personas con mayor y menor consumo de zinc en la dieta.

Los estudios que duraron más de tres meses mostraron un beneficio del zinc dos veces mayor que los que duraron menos de tres meses. Solo los triglicéridos mejoraron a corto plazo, mientras que el colesterol LDL («colesterol malo») mejoró más tarde.

¿Qué dosis tomar de zinc?

La EFSA indicó en 2023[82] que las ingestas diarias recomendadas (que cubren las necesidades de la mayoría de la población adulta sana) eran de 7,5 mg/día (alimentación + suplementos) para las personas con una ingesta baja de fitatos (sustancia presente en los cereales, legumbres y semillas) y 12,7 mg/día para las personas que ingieren muchos fitatos. Las mujeres necesitan el doble de zinc que los hombres.

En 2023, la agencia francesa ANSES evaluó la seguridad de un suplemento alimenticio que contenía 20 mg/día de zinc. *Estas son las dosis de zinc que, según la ANSES, no debería superar en teoría un suplemento alimenticio tomado a diario[83]: 11,7 mg/día para una mujer adulta y 5,4 mg/día para un hombre adulto.*

¿Qué forma de zinc elegir?

En un suplemento alimenticio, el zinc está unido a una molécula que lo estabiliza y puede favorecer, o no, su absorción. Existen dos grandes tipos de moléculas asociadas al zinc en los suplementos alimenticios:

• *Moléculas orgánicas*, como los aminoácidos (por ejemplo, picolinato de zinc, citrato de zinc, glicinato/bisglicinato de zinc, gluconato de zinc, zinc metionina). Estas formas de zinc suelen absorberse mejor y son menos propensas a provocar efectos gastrointestinales indeseables, como náuseas.

• *Compuestos inorgánicos*, como el sulfato de zinc, el óxido de zinc o el carbonato de zinc. Estas formas son más baratas de producir, por lo que se encuentran en muchos suplementos alimenticios. Sin embargo, es necesario tomar dosis más altas para alcanzar la misma eficacia, ya que se absorben peor y provocan más trastornos digestivos.

Un ensayo controlado aleatorizado publicado en 2005, en el que participaron 12 hombres sanos, demostró que la concentración máxima era un 18,3 % más alta con el gluconato que con el óxido de zinc[84]. Un ensayo controlado aleatorizado publicado en 2014 demostró que el citrato de zinc se absorbía tan bien como el gluconato de zinc, con tasas de absorción del orden del 61,3 %[85]. Por el contrario, el óxido de zinc, menos soluble, se absorbía significativamente peor (49,9 %).

Modo de empleo del zinc

Se recomienda elegir un suplemento alimenticio diario con una dosis que no supere los 5 mg/día para los hombres y los 11 mg/día para las mujeres. En caso de dosis más elevadas (para corregir una carencia, por ejemplo), debe consultarse a un profesional de la salud cualificado. En cuanto a la forma, el picolinato, el citrato, el glicinato/bisglicinato, el gluconato o la metionina son las que mejor se absorben y provocan menos trastornos digestivos.

CAPÍTULO 5

Yodo: para la energía mental

Para empezar, es importante saber que, en caso de patología tiroidea, cualquier ingesta de yodo como suplemento alimenticio requiere el consejo y el seguimiento de un profesional de la salud cualificado.

Aproximadamente el 15 % de los pacientes depresivos presentan una deficiencia tiroidea, que se detecta en un análisis de sangre rutinario, aunque no tengan otros signos más que los síntomas depresivos. Sin una función tiroidea óptima, pueden aparecer alteraciones emocionales, del placer, de la motivación, de la concentración y otros síntomas psíquicos.

> Las células foliculares de la glándula tiroides secretan tiroxina (T4), precursora de la triyodotironina (T3), la forma activa de la hormona tiroidea. Esta conversión de T4 en T3 en el cerebro es esencial para el funcionamiento cerebral. Aunque las pruebas biológicas para detectar una insuficiencia tiroidea han mejorado en las últimas décadas, muchos casos siguen sin diagnosticarse.
>
> Un metaanálisis publicado en 2021 en la prestigiosa revista *JAMA Psychiatry*[86] (top 3 % de las mejores revistas de psiquiatría), que incluyó 25 estudios con 348 000 participantes, revela que la presencia de hipotiroidismo aumenta en un 30 % el riesgo de depresión, y que este riesgo aumenta hasta un 77 % si se presentan síntomas visibles de hipotiroidismo. El análisis por sexos reveló que solo las mujeres se ven afectadas por este aumento del riesgo (+48 % en las mujeres).

El yodo es un oligoelemento esencial para el buen funcionamiento de la tiroides. Vivir en un entorno rico en yodo podría estar asociado a una mayor longevidad, según un estudio danés publicado en el *British Journal of Nutrition* en 2021[87]. Este estudio examinó la relación entre la nutrición a largo plazo con yodo y la longevidad en personas mayores. Los investigadores hicieron un seguimiento durante veinte años a los participantes del estudio Randers-Skagen, que incluía a residentes nacidos en Dinamarca, en las localidades de Randers en 1920 y de Skagen entre 1918 y 1923. Los resultados mostraron que la concentración media de yodo en el agua potable era de 2 µg/L en Randers y de 139 µg/L en Skagen. Los residentes de Skagen tenían una concentración media de yodo en orina más alta que los de Randers.

Tras ajustar diversos factores, como la edad, el sexo, el número de medicamentos, el índice de comorbilidad de Charlson, que mide el estado de salud física, el tabaquismo, el consumo de alcohol y los ingresos, los residentes de Skagen tenían una tasa de mortalidad significativamente menor que los de Randers.

El yodo es un elemento esencial que se encuentra principalmente en el agua de mar, lo que explica por qué las regiones costeras, especialmente las zonas litorales, suelen ser más ricas en yodo. Sin embargo, el yodo no se limita a las zonas costeras, ya que otros factores geográficos y ambientales también pueden influir en su distribución.

¿Qué dosis tomar de yodo?

Según la EFSA, en 2023[88], la ingesta suficiente recomendada de yodo es de 150 µg/día para los adultos, y la máxima tolerable, de 600 µg/día.

La ingesta de yodo en la dieta proviene principalmente de la sal de mesa enriquecida y de los productos del mar. Las personas que consumen pocos de estos productos corren el riesgo de tener deficiencia de yodo.

Según la encuesta ENIDE (Encuesta Nacional de Ingesta Dietética Española), del año 2011, la ingesta media de yodo en la población española adulta se situaba en torno a 117-130 µg/día[89]. Ello significa que aproximadamente la mitad de los españoles se encontraban por debajo de la ingesta suficiente de yodo según la EFSA.

La mayoría de los suplementos alimenticios ofrecen una dosis de 150 µg/día, con lo que el riesgo de sobredosis es prácticamente nulo (la ingesta máxima tolerable total es de 600 µg/día, incluida la alimentación[90]).

En resumen

El yodo tiene una función fundamental en la síntesis de las hormonas tiroideas, que influyen en el cerebro y en nuestra salud mental. La ingesta de yodo suele ser insuficiente en la alimentación, especialmente en personas que consumen poca sal y productos del mar y que viven lejos de las zonas costeras.

La suplementación con yodo no debe superar los 300 µg/día, salvo en casos de insuficiencia o carencia demostrada, ausencia de alimentos ricos en yodo en la dieta y siempre bajo supervisión de un profesional de la salud con controles biológicos.

Nutrientes antienvejecimiento cognitivo

Sylvie:

«Hola, yo también estoy esperando su libro, porque sus vídeos son realmente sorprendentes y ricos en información. Mi madre falleció precozmente a causa de la enfermedad de Alzheimer y, desde entonces, lo reconozco, me interesa todo lo relacionado con la salud, así que muchas gracias a personas como usted por darnos respuestas. Gracias».

CAPÍTULO 6

¿Qué hace que nuestro cerebro envejezca?

Nuestra esperanza de vida ha aumentado, pero no nuestra esperanza de vida con buena salud mental. Nuestros cerebros desnutridos están sometidos a un envejecimiento acelerado, lo que se traduce en un aumento de la depresión y la demencia. La demencia es una pérdida progresiva de las capacidades mentales, como la memoria y el razonamiento, que afecta a la vida cotidiana y a la autonomía de la persona. Se ha convertido en la cuarta causa principal de muerte entre las personas mayores. No solo afecta a su salud y calidad de vida, sino que también supone una enorme carga psicológica y económica para la familia y la sociedad: el coste total de los cuidados de una persona con demencia en Estados Unidos es superior en casi 200 000 dólares al de una persona sin demencia.

Hay varios procesos que pueden conducir a la demencia, en particular la inflamación crónica y el estrés oxidativo, a los que están especialmente expuestos los cerebros desnutridos. Cuando se diagnostica la demencia, a menudo ya es muy tarde y el cerebro puede sufrir daños irreversibles. Por ello es fundamental intervenir en las dos etapas anteriores.

Estas tres etapas son (por orden cronológico y de gravedad creciente):
— el deterioro cognitivo relacionado con la edad;
— el deterioro cognitivo leve;
— la demencia.

El mejor modo de prevenir la demencia es actuar antes de la primera etapa, es decir, a partir de la mediana edad. No hay consenso sobre el momento ideal para empezar a actuar, pero es probable que dependa de los factores relacionados con el estilo de vida que tratamos en *Comer bien para no deprimirse*: la alimentación, la actividad física, el sedentarismo, la soledad, el alcohol, el tabaco, el sueño, la exposición a la luz y la conexión con la naturaleza (la lista no es exhaustiva). Para una persona con un estilo de vida que protege la salud mental, la prevención puede comenzar alrededor de los 40 años. Para una persona expuesta a un estilo de vida perjudicial para la salud mental, puede ser recomendable empezar la suplementación a los 30 años, o incluso antes (desde la infancia o la adolescencia).

La primera etapa, el deterioro cognitivo relacionado con la edad, se caracteriza por cambios en la dinámica de la neurotransmisión del cerebro, es decir, en la comunicación entre las neuronas. Se traduce en una disminución del placer, el estado de ánimo, la motivación y la energía mental, y en un aumento de la vulnerabilidad al estrés, la ansiedad y los trastornos del sueño y de la concentración. Estos síntomas no siempre son lo suficientemente intensos como para llevar a una consulta y un diagnóstico, por lo que se ponen en marcha estrategias de compensación: aumento del consumo de café, azúcar y alcohol, lo que crea círculos viciosos. En la primera parte vimos que algunos nutrientes pueden mejorar la neurotransmisión, como el DHA y el MTHF.

El deterioro cognitivo leve no tiene un nombre muy afortunado, ya que indica el paso a la segunda etapa, lo que es señal de una situación preocupante y de un cerebro desnutrido. Se asocia con una disminución de la calidad de vida, una reducción de la autonomía, problemas relacionales y mayores necesidades médicas. Se acompaña de una disminución moderada de las capacidades mentales, como la memoria o la atención, que sigue siendo más sutil que la demencia, pero que ya puede ser percibida por la persona afectada y su entorno, especialmente por olvidos y peticiones de repetir información que la persona no habría olvidado anteriormente. A menudo, incluso en esta fase, los síntomas se trivializan, ya que la persona aún es relativamente autónoma. Sin embargo, aún hay tiempo para actuar y hay que hacerlo rápidamente. El deterioro cognitivo leve se produce cuando no se han tenido en cuenta ni tratado las señales de alerta de la primera etapa.

La tercera etapa, la demencia, es un síndrome causado por lesiones cerebrales y se caracteriza por diversos grados de deterioro de la memoria, pérdida de la inteligencia global, cambios de personalidad y comportamiento anormal. Según datos de 2018 de la Organización Mundial de la Salud (OMS), 47 millones de personas en todo el mundo vivían con demencia, una cifra que se prevé que alcance los 75 millones en 2030 y los 150 millones en 2050.

La psiconutrición puede limitar la inflamación y el estrés oxidativo, y ralentizar el proceso que conduce a la demencia, siempre que se aplique con suficiente antelación. Algunas lesiones cerebrales son irreversibles, por lo que la prevención es una cuestión de supervivencia para las neuronas.

Los nueve procesos del envejecimiento cerebral

¿Sabías que no todos nuestros órganos envejecen al mismo ritmo? Investigadores han estudiado los cambios en la expresión génica del cerebro envejecido y han identificado nueve procesos que intervienen en el envejecimiento cerebral[91].

Los nueve procesos del envejecimiento son los siguientes:
- Cuatro factores causales:
  — inestabilidad genómica (cambios en el material genético);
  — desgaste de los telómeros (disminución de las estructuras protectoras en los extremos de los cromosomas);
  — alteraciones epigenéticas (modificaciones en la regulación de los genes);
  — pérdida de proteostasis (desequilibrio en la regulación de las proteínas). Hemos visto que la psiconutrición puede actuar sobre la epigenética (por ejemplo, con omega-3, vitamina D3, MTHF y zinc) y sobre la regulación de las proteínas (por ejemplo, con zinc y MTHF).

- Tres respuestas al daño causado por:
  — la desregulación de la detección de nutrientes;
  — la disfunción mitocondrial (problemas en las «centrales energéticas» de las células);
  — la senescencia celular (parada de la división celular).

El problema de la detección de nutrientes es un reto fundamental para la buena salud del cerebro durante la segunda mitad de la vida.

- Y, por último, dos características que forman parte del envejecimiento normal del cerebro:
  — agotamiento de las células madre;
  — comunicación intercelular alterada.

La génesis de nuevas neuronas es escasa en la edad adulta y la mayor parte de la energía mental depende del buen funcionamiento de la comunicación entre las neuronas existentes, lo que se denomina neurotransmisión. La psiconutrición desempeña un papel fundamental con, por ejemplo, el DHA, un fluidificante de membranas indispensable para el buen funcionamiento de la comunicación entre las neuronas. Los niveles de hormonas sexuales, como el estradiol y la testosterona, influyen en la densidad de las espinas dendríticas que permiten a las neuronas comunicarse entre sí, lo que podría explicar algunos síntomas psíquicos del ciclo premenstrual y de la menopausia. Sin embargo, los estudios no muestran diferencias claras entre el envejecimiento del cerebro de los hombres y el de las mujeres.

El envejecimiento del cerebro se acelera por la inflamación y el debilitamiento de la respuesta inmunitaria, la desregulación de la señalización del calcio, el crecimiento de las neuronas, las hormonas, la secreción de insulina, el metabolismo del AMP cíclico (una molécula energética) y los astrocitos. Los astrocitos son células estrelladas del cerebro que participan en el control de neurotransmisores como la serotonina y la dopamina, controlan el suministro de lactato a las neuronas, el combustible utilizado para la memoria y la creación de nuevas conexiones entre las neuronas, así como el flujo sanguíneo en el cerebro.

El papel del DHA en el deterioro cognitivo leve y la demencia

El cerebro tiene fisiológicamente la mayor concentración de lípidos del cuerpo después del tejido adiposo. La disminución de los niveles de lípidos en el cerebro, en particular la disminución del DHA, sería uno de los principales aceleradores del envejecimiento cerebral. La enfermedad de Alzheimer, la causa más frecuente de demencia, es una enfermedad de los lípidos del cerebro.

Un metaanálisis publicado en 2020 en la revista *Ageing Research Reviews*[92], publicación irlandesa de gran prestigio, ya que ocupa el primer puesto en la sección de geriatría y gerontología según el *Journal Citation Reports* de 2022, concluyó que los niveles de DHA eran un 27 % más bajos en personas con deterioro cognitivo leve y demencia de Alzheimer, lo que sugiere que podría desempeñar un papel en la patología.

El DHA tiene tres propiedades que protegen al cerebro del envejecimiento: mejora la circulación sanguínea en el cerebro, reduce la inflamación y atenúa la formación y la agregación de placas amiloides, pequeñas placas que se depositan en el cerebro y destruyen progresivamente las neuronas en la enfermedad de Alzheimer.

El DHA se concentra especialmente en dos zonas del cerebro implicadas en la memoria y las emociones: la amígdala y el hipocampo.

Los omega-3 mejoran las capacidades de aprendizaje durante el envejecimiento.

Los datos longitudinales de la cohorte de la *Alzheimer's Disease Neuroimaging Initiative* (ADNI), en la que participaron 1135 personas sin demencia (edad media = 73 años), demostraron que los usuarios a largo plazo de suplementos alimenticios de ácidos grasos omega-3 presentaban un riesgo reducido del 64 % de desarrollar la enfermedad de Alzheimer[93].

El análisis de 48 estudios longitudinales en los que participaron 103 651 personas reveló que la ingesta de ácidos grasos omega-3 en la dieta podía reducir el riesgo de demencia por todas las causas o de deterioro cognitivo en aproximadamente un 20 %, en particular en el caso del DHA, según un metaanálisis publicado en 2023 en la revista *American*

Journal of Clinical Nutrition[94]. El nivel de evidencia era «de moderado a alto», por lo que estos resultados tienen un nivel de confianza satisfactorio para ser aplicados en la práctica clínica y recomendados para la población.

Cada aumento de 100 mg/día en la ingesta de DHA o ácido eicosapentaenoico (EPA) se asoció con una reducción del 8 al 10 % del riesgo de deterioro cognitivo, recordando que no se recomienda superar 1,5 g/día de omega-3 sin consejo médico. Este efecto protector se ha confirmado en los estudios que calculan el índice de omega-3, O3i, que vimos en la primera parte, lo que refuerza considerablemente la confianza en los resultados observados.

CAPÍTULO 7

Los nutrientes contra el deterioro cognitivo y la demencia

Los omega-3 contra el deterioro cognitivo

La ingesta de omega-3 como suplemento alimenticio mejora la memoria de las personas mayores.

Un metaanálisis publicado en 2023 que incluyó 15 ensayos controlados aleatorizados con placebo demostró que los omega-3 podían mejorar la memoria de las personas mayores, pero solo en aquellas que presentaban los niveles más altos de omega-3 en sangre al inicio del estudio y en las que habían recibido las dosis más altas de omega-3[95]. Ello significa que la causa más probable del fracaso de la suplementación con omega-3 es una dosis insuficiente en relación con las necesidades reales de los participantes.

La ingesta de suplementos alimenticios de omega-3 tiene un efecto preventivo sobre el riesgo de aparición de deterioro cognitivo leve (la segunda etapa).

Un metaanálisis chino publicado en 2021 en la revista *Nutrition*[96] examinó el efecto preventivo del consumo de ácidos grasos insaturados en 14 estudios prospectivos de cohortes con 54177 participantes, entre los que figuraban 2899 personas con deterioro cognitivo leve, 1696 pacientes con enfermedad de Alzheimer y 1118 con otras demencias. Los resultados muestran una asociación significativa entre el consumo de omega-3 y la reducción del riesgo de deterioro cognitivo leve.

Sin embargo, los suplementos alimenticios no mostraron ningún efecto preventivo sobre el riesgo de aparición de la enfermedad de Alzheimer (la tercera etapa). Esta aparente ineficacia puede explicarse por varias hipótesis:

— lo más probable es que los suplementos alimenticios no tuvieran una dosis suficiente de EPA. Para una prevención eficaz en personas con riesgo, se recomienda una dosis de EPA de entre 1,5 y 2 g/día, con un complemento de ALA como refuerzo, y siempre debe administrarse bajo supervisión médica;

— las personas portadoras del gen APOE-ε4 muestran poca respuesta a los omega-3;

— la edad, el sexo, el tabaquismo y el peso pueden influir en la eficacia de los omega-3, como vimos en la primera parte.

La eficacia de los suplementos alimenticios con omega-3 en el deterioro cognitivo leve se confirmó en otro metaanálisis publicado por un equipo independiente en la revista *European Journal of Clinical Nutrition*[97].

Este análisis se basó en un total de siete ensayos clínicos aleatorizados en los que participaron 213 personas que recibieron suplementos de omega-3 y 221 casos de placebo. No se identificó ningún sesgo de publicación. Los resultados mostraron una gran heterogeneidad, ya que, como vimos en la primera parte, son muchos los factores que pueden influir en la eficacia de los omega-3.

¿Qué dosis de omega-3 deben tomar las personas mayores?

La dosis recomendada depende de la etapa en la que se encuentre la persona. En la fase de prevención y hasta la fase de deterioro cognitivo leve (segunda etapa), algunos estudios han sugerido que dosis bajas de omega-3 podrían ser suficientes para ralentizar el envejecimiento cognitivo acelerado del cerebro, siempre que se tomen durante varios años.

Al igual que en el caso de los trastornos mentales que trataremos en la tercera parte, la dosis dependerá tanto del nivel básico de omega-3 (es decir, del grado de desnutrición) como de la gravedad de la situación (la gravedad de los trastornos de la memoria, por ejemplo). Cuanto más rápido se desee que actúe en el cerebro, mayor deberá ser la dosis, siempre evaluando la relación beneficio-riesgo bajo supervisión médica. En este caso, pueden indicarse dosis elevadas (0,9 a 2,5 g/día) de suplementos de DHA/EPA, y no hay recomendaciones sobre la duración de esta suplementación en dosis altas. Los médicos también deben tener en cuenta que los portadores de la mutación APOE-ε4 responden peor a los omega-3 (lo que no significa que no deban tomar suplementos) y que otros factores pueden influir en la absorción de los omega-3, como vimos en la primera parte.

El EPA, eficaz para la función cognitiva en la enfermedad de Alzheimer

Un metaanálisis en red publicado en 2023 en *Brain Behavior and Immunity*[98], prestigiosa revista científica clasificada en el top 10 % de su categoría (y considerada una de las publicaciones de mayor calidad especializada en las relaciones entre la inmunidad y la salud mental), clasificó en primer lugar para el tratamiento de la demencia de Alzheimer una mezcla de omega-3 que contenga principalmente EPA en dosis de entre 1,5 y 2 g/día, aumentadas con ácido alfa-linolénico, un omega-3 vegetal que en parte se puede convertir en EPA tras su absorción. Estos resultados son un incentivo adicional para administrar suplementos de omega-3 en dosis adecuadas a las personas con demencia de Alzheimer.

Este metaanálisis incluyó 52 ensayos controlados aleatorizados con 21 111 participantes. La edad media de los participantes era de 75 años (el 95 % tenía entre 65 y 85 años). El tamaño del efecto (la magnitud de la eficacia) fue de 3, lo que es significativo. Se considera que un efecto es importante a partir de un tamaño del efecto de 0,8, y son pocos los tratamientos que alcanzan esta puntuación. El segundo tratamiento alcanzó una puntuación de eficacia de 1,5 y el tercero, de 0,77.

Los omega-3 no mostraron un riesgo de efectos adversos mayor que el placebo en estos estudios y el número de personas que abandonaron el estudio fue estrictamente comparable en el grupo omega-3 y en los grupos placebo, lo que sugiere una muy buena tolerancia.

Prevención del deterioro cognitivo
mediante la combinación de B9, B12 y B6

¿Es necesario administrar suplementos de vitaminas del grupo B (B6, B9 y B12) a las personas mayores para prevenir el deterioro cognitivo leve y el riesgo de demencia? Mientras que en las redes sociales circulan mensajes contradictorios, dos metaanálisis chinos realizados por dos equipos diferentes, publicados en 2021 y 2022, respondieron afirmativamente a esta pregunta.

El primero, publicado en *BMC Geriatrics*[99] (top 25 %), que incluyó 21 ensayos controlados aleatorizados con 7571 participantes, concluyó que los suplementos alimenticios con vitaminas B tenían un efecto significativo sobre la función cognitiva global y los niveles de homocisteína sérica.

Estos resultados fueron confirmados al año siguiente en otro metaanálisis chino[100]. Este metaanálisis incluyó 95 estudios con un total de 46 175 participantes. Los resultados indican que la suplementación con vitaminas B puede ser beneficiosa para la función cognitiva, especialmente en poblaciones que han recibido una intervención temprana y prolongada.

El ensayo controlado aleatorizado que mostró mayor eficacia fue un estudio inglés publicado en 2012[101] que comparó la administración de una combinación de 0,8 mg de ácido fólico (B9), 0,5 mg de vitamina B12 y 20 mg de vitamina B6 en 133 participantes con deterioro cognitivo leve con otros 133 participantes que recibieron un placebo durante dos años. Los nutrientes redujeron los niveles de homocisteína en un 30 %.

La vitamina D3, el deterioro cognitivo
y la enfermedad de Alzheimer

Un metaanálisis que agrupó 10 estudios genéticos y 3573 participantes, publicado en 2021 en la excelente revista *Advances in Nutrition*[102] (top 3 % de calidad según el *Journal Citation Reports* en 2023) reveló una asociación significativa entre tres variantes de un gen receptor de la vitamina D, por un lado, y el deterioro cognitivo leve y la enfermedad de Alzheimer, por otro.

Los resultados de este metaanálisis sugieren una asociación significativa entre el polimorfismo Bsml y un aumento del riesgo de deterioro cognitivo leve, mientras que el polimorfismo Apal parece ofrecer protección contra el deterioro cognitivo leve. Además, el polimorfismo Taql mostró una asociación con un aumento del riesgo de enfermedad de Alzheimer, especialmente en sujetos caucásicos.

Eficacia de la melatonina para la cognición en el deterioro cognitivo leve y la demencia de Alzheimer de intensidad leve

Un metaanálisis en red (que clasificó la eficacia de varios tratamientos) publicado en 2024 en la revista *Journal of Alzheimer's Disease*[103] concluyó que la melatonina parece ser el tratamiento más eficaz actualmente para mejorar el deterioro cognitivo leve o la demencia de Alzheimer de intensidad leve.

Este estudio compara la eficacia de diferentes tratamientos sobre la función cognitiva en personas con deterioro cognitivo leve y Alzheimer leve. Los tratamientos examinados incluyeron Donanemab, Lecanemab, Aducanumab, melatonina y ejercicio aeróbico durante un período corto. Los investigadores analizaron diez ensayos aleatorizados controlados con placebo en los que participaron 4599 pacientes. Los resultados indican que la melatonina es más eficaz y mejor tolerada que el Donanemab, el Lecanemab y el Aducanumab para mejorar la función cognitiva. Los investigadores informaron de cierta heterogeneidad en los resultados, lo que significa que algunos estudios revelaron una mejora significativa, mientras que otros no indicaron ninguna eficacia. Así pues, pese a que aún quedan por identificar los factores que influyen en la eficacia de la melatonina en el deterioro cognitivo leve y la enfermedad de Alzheimer, este suplemento alimenticio se tolera muy bien y, por tanto, parece recomendable a la espera de estudios adicionales.

Eficacia de la L-teanina y del té verde en la memoria de las personas mayores

La combinación de L-teanina y té verde puede ser eficaz para mejorar la memoria de las personas mayores, según un ensayo controlado aleatorizado hecho por investigadores coreanos y publicado en 2011[104].

Durante 16 semanas, 91 participantes tomaron un extracto de té verde combinado con L-teanina o un placebo. Los resultados mostraron que la combinación tenía efectos positivos, y mejoraba ligeramente la memoria y la atención. Las personas con problemas de memoria más graves parecían beneficiarse más de esta combinación. Las pruebas cerebrales también mostraron que la combinación de L-teanina y té verde aumentaba las ondas cerebrales asociadas a la atención (ver el apartado «La L-teanina mejora la atención» en el capítulo 16).

Selenio: para la prevención del deterioro cognitivo y la demencia de Alzheimer

El selenio es un oligoelemento esencial para la salud humana que se encuentra de manera natural en diferentes formas químicas inorgánicas u orgánicas. Desempeña un papel fundamental en el mantenimiento de nuestra salud mental y nuestro bienestar general. Aunque presente en cantidades ínfimas en nuestro organismo, es indispensable para el buen funcionamiento de numerosos sistemas biológicos. Sin embargo, la prevalencia de las deficiencias de selenio varía mucho de un país a otro y, a diferencia del zinc, se recomienda realizar un análisis de sangre antes de tomar cualquier suplemento alimenticio que contenga selenio, ya que una ingesta excesiva de selenio durante un periodo prolongado puede estar asociada a riesgos para la salud.

Este mineral, que se encuentra en algunos alimentos, como las nueces de Brasil, los huevos y los cereales integrales, es especialmente conocido por sus propiedades antioxidantes. Sin embargo, un ensayo controlado aleatorizado publicado en 2020 en *The American Journal of Clinical Nutrition*[105] demostró que el cambio de una dieta tipo occidental a una mediterránea no mejora los niveles de selenio y que a menudo es necesario tomar suplementos.

Se midieron los aportes de selenio y los biomarcadores al inicio y al cabo de un año en 1294 personas de entre 65 y 79 años de edad, procedentes de cinco países europeos (Francia, Italia, Países Bajos, Polonia y Reino Unido), a quienes se asignó de manera aleatoria una dieta de tipo mediterráneo o su dieta occidental habitual.

El selenio también demostró su eficacia para reducir la inflamación en un metaanálisis publicado en 2023 que incluyó 13 estudios[106].

La suplementación con selenio es eficaz para mejorar la memoria y el estrés oxidativo en personas con deterioro cognitivo leve relacionado con la edad o con demencia de Alzheimer, según un metaanálisis publicado en 2022 por un equipo brasileño[107]. La duración de la suplementación solo con selenio fue, en la mayoría de los casos, de 24 semanas (seis meses, en el 80 % de los estudios). Ello significa que el selenio produce sus efectos tras largos periodos de suplementación.

El selenio también se asoció con un menor riesgo de contraer cáncer de hígado (carcinoma hepatocelular) en un metaanálisis publicado en 2019[108]. Sin embargo, es importante señalar que el consumo excesivo y prolongado de selenio puede tener efectos indeseables, por lo que se recomienda un seguimiento biológico y la supervisión de un profesional.

CAPÍTULO 8

Los nutrientes contra la depresión en personas mayores

Los omega-3

Los omega-3 (en dosis superiores a 1,5 g/día) son eficaces para reducir los síntomas de la depresión en personas mayores (al igual que en adultos), según las conclusiones de un metaanálisis publicado en 2018 en la revista *Journal of Affective Disorders*[109] (top 25 % de las revistas más importantes de su categoría) que incluyó nueve estudios.

Ese mismo año, otro metaanálisis publicado en la revista neoyorquina *Nutrition Research*[110] examinó los datos de 6 estudios, en los que participaron 4605 pacientes (edad media de 77 años y dosis media de omega-3 de 1,3 g/día). Los pacientes depresivos que recibieron omega-3 experimentaron una mejora significativa de su estado de ánimo en pocas semanas en comparación con los que recibieron placebo.

El triptófano y el 5-HTP mejoran el reconocimiento de las emociones positivas en personas mayores

El triptófano es un aminoácido esencial y un precursor importante de la serotonina, un neurotransmisor clave en los procesos de reconocimiento de las emociones y las intenciones. La falta de triptófano provoca una pérdida de control sobre los impulsos y un aumento de la agresividad, mientras que la suplementación con triptófano favorece la confianza en uno mismo.

El envejecimiento acelerado del cerebro va acompañado de una disminución de la capacidad para reconocer las emociones positivas. Este proceso podría revertirse con un aporte adecuado de triptófano, según los resultados de un ensayo controlado aleatorizado publicado en la revista *Scientific Reports*[111] (revista del grupo *Nature*, reconocida por su rigor científico).

En este estudio, la administración de 5-HTP (el derivado activo del triptófano) activó dos áreas del cerebro implicadas en la regulación emocional, la ínsula y el giro supramarginal. Esta observación proporciona un mecanismo de acción del triptófano que explica los resultados observados y refuerza la confianza en los resultados.

Además, la enfermedad de Alzheimer (al igual que la depresión) se acompaña de una degradación del triptófano en favor de una vía inflamatoria, como muestra un metaanálisis publicado en 2022 en el *Journal of Alzheimer's Disease*[112]. Así pues, la suplementación con 5-HTP está especialmente indicada en personas mayores, asegurándose de que el triptófano no se desvíe por la vía inflamatoria.

La coenzima Q10

Los radicales libres son moléculas inestables con un electrón no apareado. Pueden generarse en el organismo debido a diversos factores, como el estrés oxidativo, la exposición a la radiación, la contaminación o incluso procesos metabólicos normales. Los antioxidantes son nutrientes que tienen como objetivo protegernos de los radicales libres.

Los radicales libres reaccionan con los ácidos grasos insaturados presentes en los lípidos. Esta reacción en cadena provoca la formación de nuevos radicales libres que atacan otros lípidos, lo que crea una cascada de reacciones. Las reacciones sucesivas producen peróxidos lipídicos, compuestos químicos oxidados. Estos peróxidos pueden dañar las membranas celulares, haciéndolas más permeables y alterando la estructura de los lípidos.

La peroxidación lipídica puede afectar a la fluidez de las membranas, alterar la función de las proteínas de membrana e inducir inflamación. Se asocia a diversas enfermedades, entre ellas las neurodegenerativas, las cardiovasculares y el envejecimiento.

En 2020 se publicó una revisión exhaustiva de gran calidad en *Comprehensive Reviews in Food Science and Food Safety*[113] (top 2 %) en la que se destaca el interés y la seguridad de uso de la coenzima Q10. A continuación ofrezco un resumen.

La coenzima Q10 (CoQ10) es el tercer suplemento alimenticio más consumido después de los omega-3 y las multivitaminas. Gracias a su potente actividad antioxidante y a su papel clave en la bioenergética celular, también se ha considerado un candidato potencial para el tratamiento de diversas enfermedades en las que el estrés oxidativo desempeña un papel importante, como los trastornos neurodegenerativos, la depresión, las enfermedades cardiovasculares, el cáncer y la diabetes, que se encuentran entre las diez primeras causas de muerte en el mundo.

La coenzima Q10 sería especialmente interesante en la neuroprotección para prevenir el deterioro cognitivo.

La CoQ10, también conocida como ubiquinona, se sintetiza a partir de la tirosina en el cuerpo humano. Cabe señalar que la síntesis endógena de la CoQ10 es un proceso complejo que requiere la participación de la tirosina y ocho vitaminas (entre ellas, las vitaminas B9, B12 y B6, que hemos visto anteriormente), lo que hace que el proceso sea muy vulnerable. La falta de CoQ10 puede ser sintomática en células y tejidos normalmente ricos en mitocondrias, como el cerebro y los nervios, los músculos, incluido el corazón, los riñones y el hígado.

Diferentes factores, como la genética, el envejecimiento y el tratamiento con estatinas, pueden reducir las concentraciones fisiológicas de CoQ10, ya que inhiben la producción de mevalonato, que no solo es un precursor del colesterol, sino también de la CoQ10. También se han descrito carencias de CoQ10 en afecciones en las que el estrés oxidativo desempeña un papel importante, como los trastornos neurodegenerativos —como la enfermedad de Parkinson y la enfermedad de Huntington—, la diabetes, el cáncer y las enfermedades cardiovasculares, como la diabetes de tipo 2 y la hipertensión.

La CoQ10 tiene un papel neuroprotector en los estudios celulares, ya que es capaz de estabilizar la membrana mitocondrial cuando las células neuronales están sometidas a estrés oxidativo. Ello ha permitido reducir la disfunción y la muerte celular, características de las enfermedades neurodegenerativas mencionadas anteriormente.

En general, la biosíntesis microbiana (por hongos, bacterias y levaduras) es el método preferido y más extendido para la producción industrial de CoQ10, debido a que ofrece numerosas ventajas con respecto a otros métodos.

La coenzima Q10 tiene un perfil de tolerancia excelente[114].

Los estudios de absorción y biodisponibilidad muestran que, al tratarse de procesos muy complejos, la respuesta individual a la suplementación con CoQ10 es muy variable y puede verse afectada por diferentes factores como la edad, el sexo, la dieta, la microbiota y la capacidad de absorción intestinal de las grasas, entre otros.

Al igual que todos los compuestos insolubles en agua (como los omega-3 y la vitamina D), la absorción de la coenzima Q10 se ve favorecida por la presencia de un medio lipídico, por lo que se recomienda tomarla con comidas que contengan grasas o encapsulada en un sistema de administración adecuado. La ingesta de vitamina E puede reducir la absorción de la coenzima Q10.

El magnesio en el insomnio de las personas mayores

La suplementación con magnesio podría reducir el tiempo de conciliación del sueño en 17 minutos de media, pero hasta la fecha no ha mostrado un efecto significativo sobre la cantidad total de sueño según un metaanálisis publicado en 2021 en *BMC Complementary Medicine and Therapies* (una revista inglesa) que incluyó tres ensayos controlados aleatorizados de calidad baja a media[115]. Se necesitan ensayos controlados aleatorizados de buena calidad para confirmar estos resultados.

En resumen

• Un desequilibrio en los niveles de estos nutrientes puede contribuir a problemas neurológicos, incluyendo trastornos cognitivos, problemas de concentración y un mayor riesgo de enfermedades neurodegenerativas, como la demencia de Alzheimer.

• Varios nutrientes son esenciales para prevenir el envejecimiento acelerado del cerebro; por ello, pueden considerarse nutrientes antienvejecimiento cognitivo. Pertenecen a esta categoría los omega-3 y la combinación de vitaminas B6, B9 y B12, siempre que se tomen a diario durante al menos doce meses. La coenzima Q10 es prometedora.

• Los suplementos alimenticios que contienen omega-3 pueden mejorar la depresión en personas mayores, que es en sí misma un factor de riesgo de demencia.

• El triptófano y su derivado activo, el 5-HTP, podrían presentar un interés que merece ser investigado más a fondo.

• La suplementación con selenio durante más de seis meses también ha demostrado su eficacia en la salud cognitiva del cerebro envejecido, pero requiere un análisis previo de sangre y un control a lo largo del tiempo, ya que existe riesgo de sobredosis según la ingesta alimentaria.

• Es especialmente importante que las personas mayores cuenten con el acompañamiento de un profesional de la salud cualificado. De hecho, la principal causa de ineficacia de estos suplementos alimenticios es una dosis insuficiente (sobre todo en el caso de los omega-3).

Los nutrientes eficaces en el tratamiento de trastornos mentales en adultos

Luc:

«Estimado doctor:

Con este mensaje, deseo darle un testimonio lo más objetivo posible de lo que me ha sucedido y, si procede, recabar sus observaciones o incluso sus consejos. Soy un hombre de 63 años. Desde los treinta tengo una tendencia a la depresión y la ansiedad, que es hereditaria, y que he tratado de forma intermitente con antidepresivos ISRS cuando se vuelve incapacitante (por periodos de 6 a 12 meses), aunque he podido llevar una vida familiar y profesional normal. En 2017, cuando ocupaba un importante puesto de responsabilidad en un servicio de urgencias, sufrí un agotamiento y comencé una depresión grave con importantes trastornos de ansiedad que me llevó a una baja por enfermedad de larga duración de 5 años.

El psiquiatra que me trataba desde 2011 probó durante varios años toda la gama de antidepresivos para intentar mejorar mi estado, sin mucho éxito, todo ello acompañado de ansiolíticos y propuestas de sismoterapia y hospitalización que rechacé (las habría vivido como un fracaso). No hubo intentos de suicidio, pero la idea era omnipresente.

Finalmente, logré un equilibrio frágil con un medicamento más eficaz.

A finales de 2022, me jubilaron por invalidez, mejoré pero sufría una anhedonia aún muy importante, ataques de ansiedad, pensamientos negativos permanentes y no realizaba ninguna actividad más que ver la televisión…

Sin embargo, guardaba un poco de energía, que dedicaba a la lectura. Quería salir adelante de una vez por todas para disfrutar de mi jubilación, mi última oportunidad de disfrutar de la vida. Dejé la medicación en mayo de 2023.

Le estoy muy agradecido, doctor, por las lecturas y, sobre todo, por sus libros y sus conferencias en YouTube.

Sus consejos me llevaron en mayo de 2023 a decidir empezar a tomar diariamente:

— omega-3 (1.440 mg de EPA + 600 mg de DHA/día);

— L-metilfolato 15 mg/día;

— zinc (citrato 40 mg/día);

— NAC 2.400 mg/día.

Con toda objetividad, mi estado mejoró radicalmente desde finales del verano. Aunque todavía tengo pocas ganas, he recuperado la energía, ya no tengo pensamientos negativos —lo cual es impresionante, porque es algo muy nuevo para mí—, estoy haciendo algunos proyectos, he contratado a un entrenador personal que me ayuda a hacer ejercicio, duermo bien y estoy mucho más tranquilo en mi día a día. Mi libido, completamente apagada desde hacía seis años, se ha reactivado. Tengo realmente otro estado de ánimo. Lo que estoy viviendo es nuevo para mí.

Son cambios espectaculares, el resultado es indiscutible. Tengo formación científica y me baso en notas y observaciones racionales y objetivas sobre mí mismo.

Por ello, estimado doctor, le doy las gracias de todo corazón.

Sin embargo, en mi caso me siento un poco solo, ya que mi psiquiatra (al que ahora solo veo cada tres meses) se muestra escéptico… Así que sigo tomando estos suplementos alimenticios, con una dieta lo más antiinflamatoria posible, y estoy encantado y sorprendido de lo que empiezo a percibir como mi nueva vida».

CAPÍTULO 9

Recomendaciones internacionales para el tratamiento de la depresión mayor

La depresión es la principal causa de discapacidad en el mundo y afecta a más de 320 millones de personas cada año, según la Organización Mundial de la Salud (OMS). Los trastornos depresivos son la tercera causa de años vividos con discapacidad entre las mujeres y la quinta entre los hombres a nivel mundial, mientras que los trastornos de ansiedad ocupan el octavo y el decimoquinto lugar, respectivamente[116].

Los antidepresivos pueden ser un tratamiento eficaz para la depresión, pero su eficacia terapéutica no es suficiente en casi la mitad de los casos.

Entre otros estudios en la misma línea, el STAR*D (Sequenced Treatment Alternatives to Relieve Depression) reveló que más del 70 % de los pacientes no lograban una remisión duradera de la depresión con Citalopram, un antidepresivo que inhibe la recaptación de serotonina[117]. Además, los antidepresivos tienen numerosos efectos adversos, las recaídas son frecuentes durante el tratamiento y la mayoría de los pacientes necesitan probar varios antes de obtener una respuesta adecuada. Así pues, es necesario investigar más a fondo otras opciones de tratamiento para las personas que padecen depresión.

Eficacia de los omega-3 contra la depresión

Elsatavitian:
«Los omega-3 y la lecitina marina procedentes de huevos de pescado me han ayudado a mejorar mis resultados en la universidad, ahora tengo muy buenas notas, mientras que antes no era así, me mantengo concentrada todo el día, sin bajones, es lo mejor de lo mejor, me ayuda a no caer en el agotamiento y ya no tengo síndrome premenstrual antes de la regla. Lo recomiendo encarecidamente».

Christine_mars68:
«Tras una depresión por motivos laborales y un ictus, empecé a tomar vitamina D el año pasado y llevo dos meses tomando omega-3. Además, hace siete meses que he reequilibrado mi alimentación y he empezado a hacer deporte… En resumen, todo lo necesario para mejorar. Gracias al Dr. Guillaume Fond y a otras personas, porque estoy empezando a salir a flote».

La depresión mayor, según el *Manuel diagnostique et statistique des troubles mentaux* (*DSM-5*), se define por los siguientes criterios: deben estar presentes cinco (o más) de los siguientes síntomas durante un mismo período de dos semanas, lo que representa un cambio con respecto al funcionamiento anterior; al menos uno de los síntomas es (1) un estado de ánimo depresivo o (2) una pérdida de interés o placer:
— estado de ánimo depresivo presente casi todo el día, casi todos los días, informado por la persona (por ejemplo, sentirse triste, vacía o sin esperanza) u observado por otros (por ejemplo, llanto);
— disminución marcada del interés o del placer por todas o casi todas las actividades, casi todo el día y casi a diario (indicada por la persona u observada por otras personas);
— pérdida o aumento significativo de peso sin haber seguido una dieta (por ejemplo, variación superior al 5 % del peso corporal en un mes) o disminución o aumento del apetito casi a diario;
— insomnio o hipersomnia casi a diario;

— agitación o ralentización psicomotora casi a diario (observable por otras personas, no solo una sensación subjetiva de ralentización);
— fatiga o pérdida de energía casi a diario;
— sentimiento de desvalorización o culpa excesiva o inapropiada (que puede ser delirante) casi a diario (no simplemente una autoacusación o culpabilidad por estar enfermo);
— disminución de la capacidad para pensar o concentrarse, o indecisión, casi a diario (señalada por la persona u observada por otros);
— pensamientos recurrentes sobre la muerte (no solo miedo a morir), ideas suicidas recurrentes sin un plan concreto, intento de suicidio o plan concreto para suicidarse.

Los síntomas provocan un malestar clínicamente significativo o una alteración del funcionamiento social, profesional o en otros ámbitos importantes.

El episodio no es atribuible a los efectos fisiológicos de una sustancia ni a otra afección médica.

La aparición del episodio depresivo grave no se explica mejor por un trastorno esquizoafectivo, esquizofrenia, trastorno esquizofreniforme, trastorno delirante u otros trastornos específicos y no especificados del espectro de la esquizofrenia y otros trastornos psicóticos.

Nunca ha habido episodios maníacos o hipomaníacos. (Esta exclusión no se aplica si todos los episodios maníacos o hipomaníacos son inducidos por sustancias o atribuibles a los efectos fisiológicos de otra afección médica).

Estos criterios se utilizan para diagnosticar un trastorno depresivo mayor. El diagnóstico requiere una evaluación exhaustiva por parte de un profesional de la salud mental cualificado que pueda tener en cuenta el contexto cultural e individual del paciente a la hora de interpretar los síntomas.

En la primera parte vimos la importancia fundamental de los omega-3 para el funcionamiento óptimo del cerebro (la neurotransmisión) y la prevención del deterioro cognitivo (la neuroprotección).

En *Comer bien para no deprimirse* vimos que la dieta mediterránea es la mejor alimentación para prevenir la depresión. Sin embargo, la alimentación no siempre es suficiente y un ensayo controlado aleatorizado publicado en 2014 demostró que no basta con prescribir una dieta mediterránea a pacientes depresivos para que esta surta efecto[118]. De hecho, cambiar la alimentación es complicado. Los investigadores llegaron a la misma conclusión con respecto a la recomendación de comer pescado[119]. Así pues, la suplementación parece ser la opción más eficaz a corto plazo, aunque no sustituye a una dieta antiinflamatoria ni a otros factores que combaten la depresión (actividad física, lucha contra el sedentarismo, alcohol y tabaco, relaciones sociales, exposición a la luz, contacto con la naturaleza, etc.). Los suplementos alimenticios serán necesariamente menos eficaces si se acompañan de una dieta compuesta principalmente por productos ultraprocesados que favorecen la inflamación y el estrés oxidativo al alterar la calidad de la microbiota intestinal.

Recomendaciones internacionales de psiquiatría de 2022 para la prescripción de omega-3 en salud mental[120]

Los ácidos grasos omega-3 en dosis estandarizadas de 1 a 2 g de ácido eicosapentaenoico (EPA) se recomiendan como complemento en el tratamiento de la depresión; y como monoterapia en personas con depresión inflamatoria y/o asociada a la obesidad.

El nivel de evidencia es el más alto, con un metaanálisis estadísticamente significativo y cinco ensayos clínicos aleatorizados en los que participaron 1619 personas.

Un importante ensayo clínico aleatorizado estadounidense publicado en 2015 no concluyó que los omega-3 recetados solos (EPA a 1 g/día o DHA a 1 g/día durante ocho semanas), sin antidepresivos ni otros complementos, fueran eficaces en el tratamiento de la depresión[121]. Sin embargo, los omega-3 podrían ser eficaces en algunas formas de depresión, especialmente las asociadas a la inflamación o al sobrepeso. Hemos visto que Estados Unidos presenta los niveles más bajos de omega-3, lo que significa que podrían haber sido necesarias dosis más elevadas.

Algunos medicamentos, como los antiinflamatorios no esteroideos, los corticoides y ciertos psicotrópicos, como los antidepresivos, los reguladores del estado de ánimo y los antipsicóticos, pueden alterar el metabolismo de los ácidos grasos, lo que podría conferir a los omega-3 un interés particular como complemento de estos tratamientos.

Recomendaciones sobre las dosis máximas y la seguridad de uso de los omega-3

Las pruebas respaldan el uso de suplementos alimenticios que contengan al menos 1 g de EPA para la depresión mayor. Estas dosis permiten alcanzar la eficacia en un plazo de 4 a 12 semanas en los estudios. Es probable que dosis más bajas sean eficaces en un plazo más largo.

Estos datos de seguridad son consistentes. Sin embargo, se recomienda precaución en caso de uso conjunto con anticoagulantes, o de consumo en dosis más altas antes de una intervención quirúrgica, o en caso de patología cardíaca. Se requiere el consejo de un profesional de la salud en caso de patología y/o consumo de medicamentos.

Un metaanálisis publicado en 2019 en *Translational Psychiatry*[122] permitió determinar las dosis más eficaces.

El análisis se realizó a partir de ensayos aleatorizados controlados con placebo y doble ciego publicados hasta 2017. Se incluyeron en el análisis 26 estudios con 2160 participantes. Los resultados indican un efecto beneficioso global de los omega-3 sobre los síntomas de la depresión. En comparación con el placebo, las formulaciones puras de EPA (= 100 % EPA) y aquellas en las que el EPA es mayoritario (≥ 60 % EPA) mostraron beneficios clínicos sobre la depresión. En los estudios que mostraron una mayor eficacia se había administrado respectivamente:

— 880 mg/día de EPA y 440 mg/día de DHA durante ocho semanas (Su *et al.*, 2003);
— 720 mg de EPA y 480 mg/día de DHA durante ocho semanas (Ravi *et al.*, 2016);
— 2000 mg/día de EPA durante cuatro semanas (Nemets, 2002);
— 1000 mg/día de EPA durante 12 semanas (Mozaffari-Khosravi *et al.*, 2013);
— 1080 mg/día de EPA y 720 mg/día de DHA durante 12 semanas (Gharekhani *et al.*, 2014);
— 900 mg/día de EPA y 200 mg/día de DHA durante ocho semanas (Gertsik *et al.*, 2012).

Solo el estudio de Marangell *et al.* (2003) administró únicamente DHA puro (2000 mg/día durante seis semanas) y también informó sobre su eficacia en la depresión.

Un metaanálisis publicado en 2020 en *BMC Psychiatry* reveló que tanto las dosis bajas (menos de 2 g/día) como las dosis altas (más de 2 g/día) de EPA son eficaces contra la depresión, y que las dosis altas son más eficaces que las bajas[123]. Entre las directrices de la Sociedad Internacional para la Investigación y la Práctica de la Psiquiatría Nutricional (ISNPRP, en inglés), disponibles en acceso abierto, se recomienda una dosis de EPA de 1 a 2 g/día para los trastornos depresivos mayores[124].

Cam-Sully85:
«¡¡GRACIAS!! ¡Es muy interesante! Coincido con otros comentarios sobre el interés por una orientación sobre la elección de suplementos alimenticios para evitar los de mala calidad. Es apasionante».

¿Cómo garantizar la calidad de los omega-3?

La calidad puede ser un problema en los suplementos alimenticios de omega-3, ya que algunos suplementos derivados de aceites de pescado presentan altos niveles de oxidación. Por tanto, es importante elegir bien el producto.

El índice Totox es una medida de la oxidación de los ácidos grasos en los aceites, especialmente en el contexto de los suplementos alimenticios de aceite de pescado u omega-3. Se utiliza para evaluar la frescura y la calidad de los aceites. La oxidación de los ácidos grasos puede provocar la formación de compuestos indeseables y el deterioro del valor nutricional del aceite.

Los aceites de pescado suelen tener un índice Totox más elevado, debido principalmente a los métodos de producción y las condiciones de conservación. Por ejemplo, los aceites extraídos por presión en caliente son más propensos a presentar un Totox elevado. Muchos aceites de pescado disponibles en el mercado pueden superar el umbral aceptable, sobre todo si no se conservan adecuadamente o si han estado expuestos al calor, al aire y a la luz.

Los aceites de algas, que suelen producirse en condiciones controladas y a baja temperatura, tienden a tener un índice Totox más bajo. Estas condiciones de producción permiten limitar la oxidación, lo que los suele convertir en una opción más estable y de mejor calidad en términos de Totox.

La ausencia de contaminación por metales pesados y contaminantes presentes en los aceites de algas también contribuye a un índice Totox mejor que el de los aceites de pescado.

La marca CE (conformidad europea) es una certificación que indica que un producto cumple con las normas de seguridad, salud y protección medioambiental de la Unión Europea. Esta marca es obligatoria para muchos productos comercializados en la Unión Europea e indica que el fabricante certifica que el producto cumple con todos los requisitos legales.

Eficacia de la vitamina D3 contra la depresión

Chantallegalliard:
«Tomo un comprimido de vitamina D3 al día y mi sueño ha mejorado notablemente…».

Múltiples metaanálisis han explorado la eficacia de la suplementación con vitamina D3 en la salud mental. En 2023, un metaanálisis paraguas (es decir, que agrupa todos los metaanálisis publicados hasta la fecha, véase la definición en el anexo 1), publicado en la prestigiosa revista *Pharmacological Research* (top 5 %), demostró que había una reducción significativa de los síntomas de la depresión en los participantes que tomaban suplementos alimenticios de vitamina D en comparación con los que tomaban un placebo, según 10 metaanálisis de ensayos controlados aleatorizados[125]. El estudio completo está disponible en acceso abierto. Las dosis altas de vitamina D (4000 a 5000 UI/día) resultaron aún más eficaces para mejorar la depresión.

Además, cuatro metaanálisis de estudios observacionales indicaron que los participantes con niveles más bajos de vitamina D en sangre tenían un 60 % más de riesgo de desarrollar depresión en comparación con aquellos con niveles más altos.

Otro metaanálisis paraguas publicado el año anterior en la misma revista, *Pharmacological Research*, demostró la eficacia de los suplementos de vitamina D para aliviar la inflamación y el estrés oxidativo[126], incluso en personas diabéticas[127].

> Los resultados de este metaanálisis paraguas, que agrupa 23 metaanálisis, indican que la suplementación con vitamina D tiene un impacto significativo sobre la proteína C reactiva (PCR), el factor de necrosis tumoral alfa (TNF-α) y el malondialdehído (MDA), todos ellos relacionados con la inflamación y el estrés oxidativo. Sin embargo, no se observaron cambios significativos en la interleucina-6 (IL-6), la capacidad antioxidante total (CAT) y la actividad del glutatión (GSH).

El dolor físico aumenta el riesgo de sufrimiento psíquico. En un metaanálisis publicado en 2018[128] se encontraron niveles bajos de vitamina D en personas que padecían dolor crónico, artritis y dolores musculares.

La carencia de vitamina D se asocia con un aumento de los episodios de agitación y confusión en personas hospitalizadas[129] y con trastornos cognitivos postoperatorios[130]. Así pues, todos los pacientes ingresados en un hospital psiquiátrico o que presenten confusión deberían recibir suplementos de vitamina D desde el momento de su ingreso.

En el momento de escribir estas líneas, el metaanálisis más reciente publicado en el *Journal of Affective Disorders*[131] incluye 18 estudios y concluye que la vitamina D tiene un efecto significativo en la reducción de los síntomas depresivos. Los autores señalan que los casos de ineficacia pueden explicarse por las dosis insuficientes de vitamina D administradas.

En *Comer bien para no deprimirse* vimos la relación entre la desregulación del azúcar y la insulina y el aumento de los síntomas depresivos, lo que provoca un círculo vicioso de dependencia del azúcar, depresión y ansiedad. Un metaanálisis publicado en 2022 demuestra la eficacia de los suplementos de vitamina D contra la depresión en personas con diabetes de tipo 2[132].

Este metaanálisis incluyó tres ensayos controlados aleatorizados con 161 participantes, dos de los cuales informaron de un efecto significativo de la vitamina D. El efecto global demostró la superioridad de la vitamina D sobre el placebo.

Sabi_bti:
«Llevo varios años tomando suplementos de D3 (normalmente de octubre a abril). Ya no me pongo enferma ni siento la "melancolía" invernal. ¡En la temporada de frío estoy en mi prime, *como dirían los jóvenes!».*

En 2024 un metaanálisis publicado en la revista *Nutrients*[133] (top 25 %) confirmó el papel de la suplementación preventiva con vitamina D en la incidencia de la infección por covid-19, así como en la gravedad de la enfermedad, incluida la admisión en unidades de cuidados intensivos.

Los investigadores examinaron un total de 16 publicaciones. La suplementación con vitamina D reduce en un 60 % la incidencia de la infección por covid-19 en ensayos controlados aleatorizados, en un 40 % en estudios observacionales y en un 70 % en los ingresos en cuidados intensivos. La vitamina D puede actuar protegiendo el sistema respiratorio mediante péptidos antimicrobianos, reduciendo la inflamación pulmonar, regulando las funciones inmunitarias innatas y adaptativas y aumentando la actividad de los genes de la autofagia.

Estos resultados confirman los de un metaanálisis publicado ese mismo año en la revista *Inflammopharmacology*[134] (top 25 %) y otro publicado el año anterior en *Clinical Nutrition*[135] (top 25 %).

La vitamina D es eficaz para aliviar los síntomas de la covid-19 prolongada según los resultados de cuatro estudios observacionales incluidos en este metaanálisis.

La vitamina D mejora la función de la glándula tiroides, que desempeña un papel fundamental en nuestro estado de ánimo, el estado de alerta y la energía. Un ensayo controlado aleatorizado publicado en 2023 en *Frontiers in Endocrinology*[136] (top 25 %) demostró que la suplementación con vitamina D (en forma de ampollas, 50 000 UI/sem durante

12 semanas) redujo la TSH (una hormona que inhibe la tiroides) y mejoró el colesterol total, la irisina y la composición corporal en mujeres con hipotiroidismo subclínico.

La irisina es una hormona producida por el músculo esquelético, descubierta recientemente, que parece desempeñar un papel importante en la regulación del metabolismo energético. Se secreta en respuesta al ejercicio físico y participa en varios procesos biológicos, entre ellos la conversión de las células adiposas blancas (que almacenan energía en forma de grasa) en células adiposas marrones (que queman energía en forma de calor), lo que favorece el gasto energético y, potencialmente, la pérdida de peso. La irisina también se ha asociado a efectos beneficiosos sobre la regulación de la glucemia y la sensibilidad a la insulina, así como a efectos neuroprotectores y antiinflamatorios.

La suplementación con vitamina D durante más de 12 semanas mejora la tiroiditis de Hashimoto, enfermedad autoinmune que influye en el estado de ánimo, según un metaanálisis que incluyó 12 ensayos y 862 individuos, publicado en la revista *Medicine* (Baltimore)[137]. La suplementación mejoró los niveles de las hormonas tiroideas T3 y T4 y redujo los niveles de autoanticuerpos, marcadores de la gravedad de la enfermedad.

La suplementación con vitamina D durante más de ocho semanas reduce la hipertensión (la tensión sistólica, pero no la diastólica), según un metaanálisis publicado en 2023 en el *Journal of Hypertension*[138] que incluyó 11 ensayos controlados aleatorizados. La eficacia se observó especialmente en los estudios realizados en personas mayores de 60 años.

En resumen

Esto es lo que dicen las recomendaciones internacionales actuales de psiquiatría para la prescripción de vitamina D en el tratamiento de la depresión[139]:

• Actualmente se recomienda la vitamina D3 en dosis comprendidas entre 1500 (37,5 µg) y 4000 UI/día (100 µg), sola o en combinación con antidepresivos, para el tratamiento de la depresión, independientemente de su gravedad. A la vista de los datos publicados, parece recomendable un tratamiento de al menos 8 a 12 semanas, en función de la gravedad de la deficiencia, la absorción y la mejora de los síntomas. En todos los casos, debe ser supervisado por un profesional de la salud cualificado. A continuación,

se puede proseguir con la suplementación con vitamina D en las dosis recomendadas por la EFSA (15 µg/día), como vimos en la primera parte.
• Atención: 4000 UI/día (100 µg/día) es el límite superior de seguridad de la vitamina D. Esta dosis solo está indicada en casos de depresión mayor o en casos muy específicos de personas con trastornos de absorción de la vitamina D.
• Tras la publicación de estas recomendaciones, un metaanálisis paraguas (que agrupa todos los metaanálisis publicados, lo que constituye el nivel más alto de evidencia científica) confirmó la eficacia de la vitamina D3 sobre los síntomas depresivos. Por tanto, existe un claro consenso científico sobre el uso de la vitamina D en la salud mental.
• Los metaanálisis han confirmado el interés de la vitamina D en otras patologías asociadas a la depresión, como ciertos trastornos tiroideos, la infección por covid-19 o las enfermedades cardiovasculares.
• Los datos de seguridad son consistentes y ningún estudio ha informado de efectos adversos graves con las dosis y duraciones mencionadas.

Eficacia del metilfolato contra la depresión

Como vimos en la primera parte, las deficiencias de 5-metiltetrahidrofolato (MTHF), la forma activa de la vitamina B9, pueden provocar depresión u otros trastornos psiquiátricos.

La adición de MTHF a los antidepresivos aumenta su eficacia tras cuatro semanas de toma diaria, según un metaanálisis en acceso abierto publicado en 2021 en la revista *Complementary Therapies in Medicine*[140], que incluyó seis ensayos controlados aleatorizados.

La vitamina B9 aumentó en un 36 % la tasa de respuesta (la proporción de personas que presentaron al menos un 50 % de mejora en su puntuación de depresión) y en un 39 % la tasa de remisión (la proporción de personas que pasaron por debajo del umbral que permite considerar que están deprimidas). De los seis ensayos controlados aleatorizados, dos tenían un riesgo bajo de sesgo y ninguno presentaba un riesgo alto de sesgo.

Los estudios, ordenados por eficacia decreciente, utilizaron 15 mg/día de MTHF, 7,5 mg/día de MTHF, 10 mg/día de ácido fólico y 2,5 mg/día de ácido fólico (el ácido fólico es la forma menos absorbida por el cerebro, como vimos en la primera parte). Había un 95 % de probabilidades de que el aumento real se situara entre el 16 y el 56 %, lo que confirma la eficacia del MTHF en la tasa de respuesta.

Estos resultados fueron confirmados al año siguiente por otro equipo con un metaanálisis publicado en 2022 en *Pharmacopsychiatry*[141], que incluyó tres ensayos controlados aleatorizados con un total de 483 participantes y el análisis cualitativo de nueve estudios y 6707 participantes.

Los ensayos controlados aleatorizados para el MTHF aún son escasos, pero muy prometedores, con un excelente perfil de tolerancia. Por ese motivo, figuran en las recomendaciones para el tratamiento de la depresión de la Federación Mundial de Sociedades de Psiquiatría Biológica (WFSBP) y la Asociación Canadiense para el Tratamiento de los Trastornos Ansioso-Depresivos (CANMAT)[142].

¿Qué dosis de MTHF se debe administrar en casos de depresión?

Las dosis administradas en los estudios son muy superiores a las ingestas diarias recomendadas. Las dosis de MTHF también son muy superiores (15 mg/día y 7 mg/día) a las dosis de ácido fólico, probablemente porque este último presenta un riesgo de acumulación en sangre en personas que lo metabolizan mal, como vimos en la primera parte, lo que afecta al 30-40 % de las personas.

La EFSA no ha establecido un límite máximo de seguridad para el MTHF y los estudios no han informado de ningún efecto adverso grave. No obstante, la suplementación en el contexto de la depresión debe realizarse bajo la supervisión de un profesional de la salud cualificado.

Recomendaciones internacionales actuales de psiquiatría sobre la prescripción de metilfolato para el tratamiento de la depresión[143]

Actualmente se recomienda el MTHF (o folato activo) en dosis de 15 mg/día para el tratamiento de la depresión, como complemento de los antidepresivos.
Sin embargo, no se recomienda el ácido fólico (la forma inactiva de la vitamina B9).

Estas recomendaciones se basaban en siete ensayos controlados aleatorizados con 96 participantes.

> Un amplio ensayo controlado aleatorizado publicado en 2014 que utilizó ácido fólico, la forma inactiva de la vitamina B9, no obtuvo resultados significativos, probablemente debido al polimorfismo MTHFR explicado anteriormente. Por eso, actualmente no se recomienda la administración de ácido fólico en el tratamiento de la depresión, a diferencia del MTHF.

Al igual que los omega-3, el MTHF puede presentar ventajas adicionales en personas que padecen inflamación y/u obesidad, o en el marco de los cuidados previos a la concepción o durante el embarazo.

Eficacia del zinc contra la depresión

La suplementación con zinc es eficaz para mejorar los síntomas depresivos en personas con depresión, incluso en aquellas que ya están siendo tratadas con antidepresivos, según un metaanálisis publicado por un equipo brasileño en 2021 en *Nutritional Reviews*, revista del grupo Oxford Academics[144]. Sus resultados fueron corroborados por un metaanálisis publicado al año siguiente por otro equipo de investigadores ingleses e iraníes en la revista *General Hospital Psychiatry*[145].

> Sin embargo, cabe destacar que estos resultados se basan en solo cuatro ensayos controlados aleatorizados, lo que se considera un número reducido.

Recomendaciones internacionales sobre la prescripción de zinc para el tratamiento de la depresión[146]

• Actualmente se recomienda una dosis de 25 mg/día de zinc como complemento de los antidepresivos en casos de depresión mayor.
• Estas recomendaciones se basan en un metaanálisis realizado con una muestra reducida de participantes. El zinc está indicado preferentemente en casos de baja inmunidad (por ejemplo, en personas con infecciones recurrentes o resfriados frecuentes), inflamación elevada o estrés oxidativo elevado y, en particular, en casos

de carencias alimentarias (consumo excesivo de productos ultraprocesados pobres en nutrientes y de cereales integrales, nueces y harinas integrales ricas en fitatos).

• Los datos de seguridad son aceptables. Sin embargo, se recomienda precaución con dosis más elevadas. Se aconseja tomar el zinc en ayunas y optar por formas orgánicas (como el gluconato, el citrato o el glicinato de zinc) para favorecer la absorción. El zinc puede provocar náuseas con el estómago vacío, sobre todo en sus formas inorgánicas (que son más baratas y, por tanto, más frecuentes en los suplementos alimenticios).

• Atención: 25 mg/día es el límite máximo de seguridad. La suplementación con dosis elevadas en el contexto de la depresión debe estar supervisada por un profesional de la salud cualificado. En la primera parte vimos que los suplementos con dosis más bajas podrían ser igualmente interesantes para la salud mental, pero no se han estudiado lo suficiente.

La coenzima Q10 contra la depresión

En la segunda parte, dedicada a los nutrientes antienvejecimiento cognitivo, vimos el interés de la coenzima Q10 para prevenir el envejecimiento acelerado relacionado con el estrés oxidativo y la inflamación del cerebro. La coenzima Q10 también ha demostrado su eficacia en el tratamiento de los síntomas depresivos. Según un metaanálisis publicado en 2023 en el *Journal of Affective Disorders* (top 25 %) que incluyó 52 estudios con 4049 participantes[147], los tres antioxidantes que mostraron una mayor eficacia sobre el estado depresivo fueron (por orden decreciente de eficacia):

— el té y el café, con una eficacia elevada (1,15);

— la coenzima Q10, también con una eficacia elevada (0,97);

— el zinc, con una eficacia moderada a alta (0,59).

Además, la suplementación con antioxidantes también mostró una mejora significativa de la ansiedad. Cabe señalar que los autores de este metaanálisis, todos ellos chinos, no informaron de ningún conflicto de intereses.

CAPÍTULO 10

Eficacia del triptófano, el 5-HTP y el magnesio sobre el sueño y contra la depresión

El triptófano es un aminoácido que se transforma en 5-hidroxitriptófano (5-HTP), que a su vez se convierte en un neurotransmisor, la serotonina, hormona implicada en la regulación del estado de ánimo, el bienestar, el apetito, la impulsividad, la agresividad y el sueño.

Las personas depresivas, en particular aquellas que no son tratadas con antidepresivos, tienen niveles bajos de triptófano en sangre, según un metaanálisis publicado en 2014 en el *Journal of Clinical Psychiatry*[148] (top 25 %), que incluyó 24 estudios con un total de 744 pacientes depresivos y 793 sin depresión. También se ha observado una débil asociación con la gravedad de los síntomas depresivos.

Un metaanálisis publicado en 2022 en la revista *Nutrition Reviews*[149] (top 25 %) concluyó que la suplementación con triptófano, especialmente en dosis iguales o superiores a 1 g/día (equivalente a 100-200 mg de 5-HTP), puede contribuir a mejorar la calidad del sueño.

Los investigadores analizaron 18 artículos. Los resultados indicaron que la suplementación con triptófano puede reducir el tiempo de vigilia después de conciliar el sueño. Los participantes que recibieron una suplementación superior o igual a 1 g de triptófano presentaron un tiempo de vigilia medio de

29 minutos durante la noche, frente a los 55 minutos del grupo que recibió una dosis inferior a 1 g. Cuanto mayor era la dosis de triptófano, menor era el tiempo de vigilia tras conciliar el sueño.

Estos resultados se vieron reforzados por un ensayo controlado aleatorizado publicado en 2024 en la revista *Clinical Nutrition*[150] (top 25 %) que demostró que la toma de 100 mg de 5-HTP antes de acostarse durante tres meses mejoró la calidad del sueño de 30 adultos de Singapur con una edad media de 66 años, especialmente en aquellos con problemas de sueño; además, aumenta los niveles de serotonina en sangre y también influye positivamente en la composición de la microbiota intestinal, aumentando en particular las bacterias productoras de ácidos grasos de cadena corta en el intestino, que tratamos en *Comer bien para no deprimirse*.

Un ensayo controlado aleatorizado cruzado muestra que el aumento o la supresión del triptófano modulan los circuitos de la serotonina en el cerebro[151].

Se realizó una resonancia magnética funcional a 85 voluntarios alemanes sanos tres horas después de la toma de triptófano con una dosis de 7 mg/kg de peso corporal (es decir, algo menos de 500 mg para una persona de 70 kg). La carga de triptófano aumentó los niveles de triptófano en la sangre de los participantes y disminuyó la conectividad de la red por defecto (una red activa en el cerebro cuando estamos en reposo, con los ojos cerrados y sin pensar en nada), así como en la corteza visual y en varias regiones cerebrales implicadas en la regulación de las emociones y los afectos (el putamen, la corteza subcallosa, el tálamo y la corteza frontal).

La administración de triptófano durante siete días mejora la calidad del sueño de las personas que no expresan genéticamente el transportador de serotonina en el cerebro (5-HTTLPR) y de aquellas con un alto nivel de neuroticismo, según un ensayo controlado aleatorizado publicado en 2015 en *The International Journal of Neuropsychopharmacology*[152] (top 25 %).

El neuroticismo es una tendencia a sentir ansiedad, angustia, inquietud y otras emociones negativas de forma frecuente e intensa, sin que ello constituya una patología. Las personas con un alto nivel de neuroticismo suelen tener dificultades para gestionar el estrés y pueden ser más sensibles a los acontecimientos estresantes de la vida cotidiana. Este rasgo de la personalidad se asocia a menudo con dificultades en las relaciones interpersonales y puede aumentar el riesgo de desarrollar trastornos de ansiedad o depresión.

El triptófano modula nuestra sensibilidad a las emociones

La falta de triptófano puede hacer que algunas personas sean más sensibles a las malas noticias, especialmente si tienen antecedentes familiares de depresión.

Las personas sin síntomas depresivos pero con un alto riesgo familiar de depresión presentan anomalías en el procesamiento emocional cuando se les suprime el aporte de triptófano, según un ensayo controlado aleatorizado publicado en 2011 en la revista *Biological Psychiatry*[153] (top 10 %). Estos participantes presentaban, en particular, una mayor frecuencia de respuestas inadecuadas a estímulos tristes. En otras palabras, la falta de triptófano nos hace más sensibles a las emociones negativas cuando existe una predisposición genética.

Estos resultados corroboraban los de otro ensayo controlado aleatorizado publicado el año anterior en *European Neuropsychopharmacology*[154] (top 25 %) y los de otro ensayo controlado publicado en 2007[155].

¿Es necesario comer alimentos ricos en triptófano o tomar suplementos alimenticios?

Un estudio publicado en 2011 concluyó que el nivel de triptófano en sangre no es susceptible de modificarse mediante cambios en la alimentación[156], mientras que aumenta tras la toma repetida de un suplemento alimenticio concentrado[157].

Un metaanálisis publicado en 2002, que incluyó dos ensayos controlados aleatorizados con placebo y 64 participantes, concluyó que la suplementación con triptófano o 5-HTP era eficaz contra la depresión[158].

Dos genes tenían una influencia determinante en la eficacia del triptófano contra la depresión relacionada con la edad o los trastornos de la cognición social, según un ensayo controlado aleatorizado con placebo publicado en 2021 en la revista *Clinical Nutrition*[159] (top 25 %).

> Se trataba de variantes de genes situados en la región promotora del gen *Solute Carrier Family 6 Member 4* (SLC6A4), también conocido como gen transportador de serotonina, del que hemos hablado anteriormente (SERT 1). Para ello, participaron en el estudio 91 voluntarios jóvenes y 127 voluntarios mayores de 50 años, todos ellos en buen estado de salud. Los resultados mostraron que cuanto mayor era la toma de triptófano, más elevados eran los niveles de 5-HIAA en los sujetos que no expresaban genéticamente el transportador de serotonina. Los autores concluyeron que los genes desempeñan un papel clave en la eficacia de un suplemento alimenticio de triptófano, y mejoran únicamente los síntomas depresivos relacionados con la edad y la empatía en sujetos que no expresan la versión funcional del transportador de serotonina y que presentan un mayor riesgo de depresión a lo largo de su vida.

¿Es compatible el triptófano con los antidepresivos?

Se recomienda precaución en personas que toman antidepresivos, ya que el triptófano y el 5-HTP pueden aumentar la serotonina y provocar un síndrome serotoninérgico. Esta es una de las razones por las que los psiquiatras lo utilizan poco, además de la escasa difusión de la psiconutrición y el reducido número de participantes en los tres ensayos controlados aleatorizados publicados en el momento de escribir estas líneas (94 participantes, lo que siempre es mejor que nada). Se recomienda la supervisión de un profesional de la salud en caso de suplementación con triptófano o 5-HTP.

Recomendaciones internacionales para la depresión

Las recomendaciones internacionales publicadas en 2022 mencionan que el triptófano y el 5-HTP (el derivado activo del triptófano) podrían ser eficaces para los síntomas de insomnio asociados a la depresión[160]. Sin embargo, se debe tener precaución al utilizarlos junto con antidepresivos debido al riesgo de síndrome serotoninérgico.

En resumen

En 2022, dos sociedades científicas internacionales reconocidas publicaron recomendaciones internacionales en materia de psiquiatría. Los siguientes nutrientes se recomiendan ahora en el tratamiento de la depresión mayor, como complemento de los antidepresivos:

— omega-3 con EPA superior a 1 g/día (dosis total entre 1 y 2 g/día);
— vitamina D (1500 a 4000 UI/día);
— metilfolato 15 mg/día (pero no ácido fólico, que es la forma inactiva de la vitamina B9);
— zinc 25 mg/día.

• Estas prescripciones ofrecen unas dosis muy altas y deben ser supervisadas por un profesional de la salud cualificado. Su administración está limitada en el tiempo (la mayoría de los estudios de psiconutrición en la depresión tienen una duración de entre 4 y 12 semanas). Algunos efectos positivos pueden aparecer en las primeras semanas de suplementación, otros más tardíamente (al cabo de unos meses).

• No existen recomendaciones sobre cómo actuar una vez que la persona ha entrado en remisión. Parece intuitivo proponer a la persona afectada, además de medidas relacionadas con su estilo de vida, que mantenga la toma de suplementos alimenticios en las dosis recomendadas por la EFSA y otros organismos (descritas en la primera parte y en el anexo 2).

• Los omega-3 se recomiendan como primera opción en personas depresivas que presentan inflamación y/o sobrepeso u obesidad.

• El zinc podría ser indicado preferentemente en las depresiones asociadas a trastornos inmunitarios.

• El triptófano (1 g/día) y su derivado activo, el 5-HTP (100 a 200 mg/día), podrían ser indicados preferentemente para tratar el insomnio de personas depresivas, pero su combinación con antidepresivos requiere una administración prudente y supervisión médica, ya que existe riesgo de interacción.

• La coenzima Q10 y el zinc figuran entre los antioxidantes más eficaces en el tratamiento de la depresión, según un metaanálisis publicado en 2024 (es decir, posterior a las recomendaciones internacionales emitidas en 2022).

CAPÍTULO 11

Nutrientes eficaces contra la depresión bipolar

La depresión bipolar, también conocida como trastorno bipolar o trastorno maníaco-depresivo, es una enfermedad mental caracterizada por episodios de depresión que se alternan con episodios de manía o hipomanía en los que predominan la excitación, la euforia, la impulsividad o la irritabilidad.

La nutrición en el trastorno bipolar es importante por dos razones. En primer lugar, las personas con trastorno bipolar suelen tener hábitos de vida perjudiciales para su salud mental y física. No son las únicas, por supuesto, pero la enfermedad mental predispone a comportamientos nocivos como las adicciones o la falta de motivación para la actividad física, por ejemplo. Las fluctuaciones del apetito y los cambios de energía son características esenciales de esta enfermedad, a menudo asociadas a malas elecciones nutricionales.

La diabetes, el síndrome metabólico, las enfermedades cardiovasculares, la osteoporosis y la desregulación endocrina son mucho más frecuentes en personas con trastorno bipolar, en comparación con la población general. Estas tasas se deben tanto a una neuroinflamación, anomalías de la glucosa y la insulina, desequilibrios del estrés oxidativo, disfunción mitocondrial y envejecimiento prematuro/acelerado, como a los efectos indeseables de los medicamentos.

¿Pueden los nutrientes mejorar los síntomas del trastorno bipolar? Para responder a esta pregunta, un grupo de investigadores brasileños, canadienses y australianos, entre los que se encontraban dos figuras destacadas en este campo, los doctores Michael Berk y Felice Jacka, publicaron una revisión sistemática en 2023 en *Nutritional Reviews*[161].

> Se seleccionaron 60 estudios: 33 estudios observacionales, de los cuales 15 se centraban en los omega-3, nueve en los micronutrientes, cinco en alimentos específicos y cuatro en los macronutrientes y micronutrientes. Los 27 estudios intervencionales se centraban principalmente en los omega-3, los micronutrientes y la N-acetilcisteína (NAC).

Esta revisión revela que las personas con trastornos bipolares presentan niveles sanguíneos de ácido docosahexaenoico (DHA) y ácido eicosapentaenoico (EPA) más bajos que el resto de la población, lo que se relaciona con un bajo consumo de estos ácidos grasos, así como con niveles más elevados de inflamación y una proporción omega-6/omega-3 (ácido araquidónico) también más elevada[162].

En cuanto a los resultados clínicos, tres estudios han confirmado que las personas con niveles más elevados de EPA en sangre presentaban una mayor extroversión, una menor sensibilidad a las emociones negativas y menos intentos de suicidio[163].

Los omega-3 son más eficaces que el placebo para mejorar los síntomas residuales del trastorno bipolar y reducir las interrupciones del tratamiento, independientemente de la causa de estas interrupciones, según un metaanálisis que incluyó ocho ensayos aleatorizados, doble ciego y controlados con placebo, publicado en 2021 en la prestigiosa revista *Bipolar Disorders* (la mejor revista mundial sobre trastornos bipolares)[164]. Cabe señalar que el efecto es moderado, ya que los omega-3 se añaden a un tratamiento regulador del estado de ánimo. No disponemos todavía de datos sobre la eficacia de los omega-3 administrados solos en la depresión bipolar.

Dos años más tarde, en 2023, se publicó un metaanálisis en red (es decir, el nivel más alto de evidencia científica, que clasifica los tratamientos por orden de eficacia teniendo en cuenta las comparaciones directas con el placebo, pero también las comparaciones indirectas entre tratamientos activos) en la sección de psiquiatría de la revista británica *The Lancet*, una de las dos mejores revistas de psiquiatría[165]. Uno de sus autores es Stefan Leucht, investigador alemán de fama mundial.

Los omega-3 fueron considerados en este metaanálisis entre los tratamientos eficaces, lo que confirma las recomendaciones internacionales publicadas por la WFSBP y la CANMAT en 2022[166]. Sin embargo, dado el reducido número de participantes (dos ensayos controlados aleatorizados que evaluaron la suplementación con EPA en un total de 56 participantes), los autores clasificaron los omega-3 en la categoría «nivel de evidencia bajo a muy bajo».

No obstante, si se compara la eficacia con la tolerancia (es decir, la ausencia de efectos adversos), los omega-3 se convierten en uno de los tratamientos de primera línea para el tratamiento de la depresión bipolar. De hecho, los tratamientos más eficaces son los medicamentos sedantes, que provocan numerosos efectos adversos, como aumento de peso (efecto que no se observa con los omega-3).

La N-acetilcisteína (NAC) también ha demostrado una eficacia comparable a la de los omega-3 en un metaanálisis que incluyó seis ensayos y 248 pacientes, publicado en 2021 en la prestigiosa revista *Bipolar Disorders*[167]. Las dosis oscilaron entre 1 y 3 g/día y la duración fue de 10 semanas a 6 meses (por tanto, duraciones relativamente largas). La dosis media y la duración del tratamiento no influyeron en los resultados. Cabe señalar que el uso de 1,8 g/día de NAC provocó una reducción significativa de los síntomas depresivos y ansiosos entre las personas con niveles elevados (superiores a 3 mg/l) de proteína C reactiva, un marcador de inflamación.

La NAC no aparece en los resultados del metaanálisis en red presentado anteriormente[168], ya que solo dos de estos ensayos (99 participantes) cumplían los criterios de inclusión. Ello no significa que no sea eficaz según este estudio.

La coenzima Q10, en dosis de 200 mg/día durante ocho semanas, mejora significativamente los síntomas de la depresión bipolar, según un ensayo controlado aleatorizado iraní con placebo en el que participaron

69 pacientes, publicado en 2018 en la revista *Journal of Clinical Psycho-pharmacology*[169].

El inositol (con dos ensayos en los que participaron 21 personas) no demostró eficacia en la depresión bipolar, al igual que la creatina (un ensayo, 16 participantes), la vitamina D (5000 UI/día durante 12 semanas, un ensayo, 25 participantes) y una mezcla de nutrientes (24 minerales y vitaminas combinados + inositol + semillas de uva + colina, un ensayo, 61 participantes)[170]. Los datos son actualmente muy limitados y, por tanto, pueden cambiar en el futuro.

En resumen

• El ácido eicosapentaenoico omega-3 (EPA), en dosis de 1 g a 2 g/día, es actualmente el único nutracéutico recomendado como complemento en el tratamiento de la depresión bipolar[171]. Los omega-3 no han demostrado eficacia en la atenuación de la manía o la hipomanía, fases del trastorno bipolar asociadas a un mayor estado de euforia, energía o irritabilidad. Estos datos se basan en un metaanálisis estadísticamente significativo y en tres ensayos clínicos aleatorizados con 460 participantes, así como en un metaanálisis en red de alta calidad publicado en 2023.
• La NAC en dosis elevadas (1 a 3 g/día) ha demostrado una eficacia en la depresión bipolar comparable a la de los omega-3 en un metaanálisis de buena calidad; se necesitan más estudios para confirmar los resultados. Podría ser especialmente eficaz en casos de inflamación crónica de bajo grado.
• La coenzima Q10 (200 mg/día durante ocho semanas) ha mostrado resultados prometedores en el tratamiento de la depresión bipolar en un ensayo controlado aleatorizado.

CAPÍTULO 12

Eficacia de los omega-3 contra la desregulación emocional del trastorno límite de la personalidad

El trastorno límite de la personalidad, también llamado limítrofe o fronterizo, es un trastorno mental caracterizado por emociones intensas e inestables, relaciones tumultuosas, una imagen de sí mismo fluctuante y un comportamiento impulsivo. Las personas que padecen este trastorno pueden experimentar cambios extremos de humor, que van desde la ira intensa hasta la tristeza profunda, a menudo en respuesta a situaciones estresantes o conflictos interpersonales.

La mayoría de las personas afectadas presentan al menos cinco de los siguientes síntomas (algunos de los cuales pueden disminuir o desaparecer a lo largo de la vida):

— inestabilidad emocional, es decir, cambios rápidos e intensos del estado de ánimo;

— relaciones caóticas, es decir, relaciones interpersonales marcadas por alternancias entre idealización y desvalorización;

— impulsividad, es decir, comportamientos impulsivos, como gastos excesivos, relaciones sexuales de riesgo, abuso de sustancias o comportamientos autodestructivos;

— miedo al abandono, es decir, angustia intensa ante la idea de ser abandonado o rechazado, a menudo acompañada de esfuerzos desesperados por evitar estas situaciones;

— una imagen de sí mismo fluctuante, es decir, una percepción inestable de uno mismo, que a menudo provoca sentimientos de vacío o de identidad cambiante;

— comportamientos autodestructivos, incluidos intentos de suicidio o autolesiones;

— episodios breves de paranoia u otros tipos de pérdida de contacto con la realidad.

En general, el 96 % de las personas con trastorno límite de la personalidad reciben tratamiento con al menos un medicamento psicotrópico[172]. La eficacia de los tratamientos farmacológicos para este trastorno es objeto de un debate permanente. La mayoría de los ensayos farmacológicos no han demostrado eficacia contra la desregulación emocional y el comportamiento suicida, dos síntomas importantes del trastorno límite de la personalidad.

Los omega-3 mejoran significativamente la regulación emocional y el comportamiento impulsivo en personas con trastorno límite o comportamientos similares, según un metaanálisis que incluyó cinco estudios (137 participantes) publicado en 2021[173].

Entre estos estudios, el omega-3 EPA en una dosis de 1 g/día durante ocho semanas demostró su eficacia contra la desregulación emocional, la ira, la agresividad y la hostilidad del trastorno límite, en un ensayo aleatorizado controlado con placebo con bajo riesgo de sesgo publicado en 2003 en el *American Journal of Psychiatry*[174] (top 10 %).

Cuatro años más tarde se publicó otro ensayo controlado aleatorizado en el *British Journal of Psychiatry*[175] (top 10 %) en personas que se autolesionaban de forma repetida: 49 pacientes fueron asignados al azar para recibir 1,2 g de EPA y 900 mg de DHA o un placebo durante 12 semanas, además de la atención psiquiátrica habitual. Resultados: tras 12 semanas, el grupo que recibió omega-3 presentó mejoras significativas en su depresión, tendencias suicidas y estrés diario. Sin embargo, las puntuaciones de impulsividad, agresividad y hostilidad no difirieron.

En resumen

Los suplementos alimenticios a base de omega-3 pueden mejorar la regulación emocional y el riesgo de suicidio en algunas personas con trastorno límite de la personalidad y/o comportamientos autolesivos.

CAPÍTULO 13

Eficacia de los omega-3 contra la ansiedad

Los omega-3 pueden reducir la ansiedad según un metaanálisis de 19 ensayos clínicos con 2240 participantes publicado en 2018 en la prestigiosa revista de la Asociación Médica Americana (*JAMA*)[176]. Este artículo es de acceso abierto.

La edad media de los participantes era de 43 años y las dosis medias de omega-3 fueron de 1,6 g/día. Los omega-3 son eficaces contra las formas de ansiedad moderadas a graves, lo que significa que no están reservados para las formas leves de ansiedad, como se creía en el pasado.

Los estudios que han demostrado la mayor eficacia de los omega-3 son los siguientes:
• El estudio de Kiecolt-Glaser *et al.* (2011), publicado en *Brain Behavior and Immunity* (top 10 % de su categoría), examinó los efectos de los ácidos grasos omega-3 (2,5 g/día de EPA + DHA) durante 12 semanas sobre la inflamación y la ansiedad en estudiantes estadounidenses estresados sin problemas de salud en particular.
• Haberka *et al.* (2013) estudiaron el impacto de los omega-3 (1 g/día de EPA + DHA) durante cuatro semanas sobre la ansiedad en pacientes polacos con enfermedad coronaria. El grupo experimental recibió 465 mg de EPA y 375 mg de DHA.
• Buydens-Branchey *et al.* (2008) evaluaron los efectos de los omega-3 (3 g/día de EPA + DHA) sobre la ansiedad y la depresión en pacientes estadounidenses con trastornos por consumo de sustancias. El grupo experimental reci-

bió una dosis diaria de 2,25 g de EPA, 500 mg de DHA y 250 mg de otros omega-3 durante tres meses.

Un estudio transversal realizado con 935 adultos australianos indicó que la cuarta parte con la mejor ingesta dietética de DHA tenía la mitad de trastornos de ansiedad que la cuarta parte con la ingesta más baja de DHA. No se encontró ninguna relación significativa con otros tipos de ácidos grasos omega-3, como el EPA.

La eficacia de los omega-3 contra la ansiedad fue confirmada por un metaanálisis que incluyó 23 ensayos con 2189 participantes, publicado en 2024 en la revista *BMC Psychiatry*[177]. Según este metaanálisis, la suplementación con ácidos grasos omega-3 también provocó un ligero aumento del funcionamiento social de los participantes.

Los resultados mostraron que cada gramo adicional al día de omega-3 podía reducir los síntomas de ansiedad. El metaanálisis de dosis-respuesta sugirió que la mayor mejora se obtenía con una dosis de 2 g/día de omega-3 y que dosis más altas de suplementos alimenticios de omega-3 no aportaban beneficios adicionales para la salud. Así pues, es probable que la dosis deba adaptarse a la gravedad, así como a los otros factores que modifican la absorción de omega-3 que vimos en la primera parte (por ejemplo, la edad, el sexo, el peso o el hecho de ser fumador). Estas dosis deben ser supervisadas por un profesional de la salud cualificado.

En los resultados, los omega-3 fueron más eficaces en las personas que tomaban antidepresivos. Los resultados más significativos se obtuvieron en los 12 ensayos que presentaban un alto riesgo de sesgo. Los autores no encontraron sesgos de publicación, lo que sugiere que todos los estudios que informaron de resultados negativos se publicaron. Ello aumenta la confianza en los resultados y subraya la necesidad de realizar nuevos estudios de buena calidad para confirmar estos resultados.

Los sujetos de siete ensayos eran personas con depresión, tres ensayos incluían a personas con la enfermedad de Parkinson y un ensayo incluía a participantes con síndrome premenstrual (que trataremos en la siguiente parte), un ensayo incluía a personas que habían consumido sustancias psicoactivas, habían sufrido un infarto agudo de miocardio, se habían autolesionado, estaban estresadas o habían sufrido un accidente cerebrovascular. Los otros siete ensayos se realizaron en personas sanas. Los resultados no mostraron ningún efecto significativo específico de los omega-3 en el subgrupo de personas con depresión y alto riesgo de ansiedad inicial. Siete ensayos incluyeron a participantes con sobrepeso, que pueden necesitar dosis más altas de omega-3 para que sean eficaces. Solo cuatro ensayos tuvieron una duración superior a 12 semanas, lo que significa que disponemos de pocos datos sobre la eficacia a largo plazo de los omega-3 en la ansiedad, al igual que en la mayoría de los trastornos mentales.

Omega-3 y ansiedad somática

Los omega-3 han demostrado su eficacia contra la ansiedad somática, un tipo de ansiedad en el que predominan los síntomas físicos o corporales y que puede aparecer antes o durante la depresión. A diferencia de la ansiedad «psicológica», en la que los síntomas están más relacionados con pensamientos o emociones, este tipo de ansiedad suele manifestarse mediante sensaciones físicas desagradables, como palpitaciones cardíacas, sudoración, temblores, etc., que están directamente relacionados con la ansiedad y el estrés.

En resumen

En el momento de escribir estas líneas, la administración de al menos 2 g/día de omega-3 parece ser la más recomendada para el tratamiento de la ansiedad, especialmente en personas que ya están siendo tratadas con antidepresivos. Sin embargo, como los estudios han incluido poblaciones muy heterogéneas, sigue siendo difícil precisar qué situaciones clínicas pueden beneficiarse más de la ingesta de suplementos alimenticios de omega-3. La suplementación con estas dosis puede tener contraindicaciones y debe realizarse bajo la supervisión de un profesional de la salud.

CAPÍTULO 14

Recomendaciones internacionales para el tratamiento de la esquizofrenia

La esquizofrenia es un trastorno mental grave que afecta al modo en que una persona piensa, siente y se comporta. Los síntomas pueden incluir alucinaciones, como oír voces, delirios, pensamientos desorganizados y comportamientos inusuales. Las personas afectadas, además, pueden tener dificultades para distinguir la realidad de sus pensamientos y percepciones.

He coordinado con el profesor Fabrice Berna las recomendaciones internacionales para la prescripción de tratamientos adyuvantes a los antipsicóticos en la esquizofrenia. Se publicaron en 2023 en la sección «salud mental» del *British Journal of Medicine* (*BMJ*)[178] (clasificada entre las cuatro mejores publicaciones médicas del mundo).

Eficacia de la N-acetilcisteína (NAC) en la esquizofrenia

La N-acetilcisteína (NAC) (en dosis comprendidas entre 1200 y 3600 mg/día y durante al menos tres meses) ha demostrado su eficacia en la mejora de los síntomas negativos, la ansiedad, la depresión y la cognición en algunos casos de esquizofrenia, especialmente cuando se administra a diario durante más de seis meses. La NAC es un agente neuroprotector con propiedades antioxidantes, antiinflamatorias y glutamatérgicas.

La NAC (en dosis de al menos 1200 mg/día durante al menos tres meses) también ha mostrado un posible efecto sobre los delirios y las alucinaciones, con un nivel de evidencia más bajo.

Eficacia de los omega-3 en la esquizofrenia

El omega-3 EPA en dosis elevadas (2 a 3 g/día) durante al menos tres meses mejora significativamente la ansiedad y la depresión en la esquizofrenia. Anteriormente hemos visto que el EPA en dosis de entre 1 y 2 g/día también mejora la ansiedad y la depresión en personas que no padecen esquizofrenia. En este caso, es posible que se necesiten dosis más altas debido a ciertos medicamentos antipsicóticos que podrían alterar el metabolismo de los lípidos. Hemos visto que estas dosis altas deben ser supervisadas por un profesional de la salud cualificado, ya que existen ciertas contraindicaciones.

Probablemente, lo mejor para el pronóstico es empezar a tomar omega-3 lo antes posible. La administración de al menos 740 mg/día de EPA y 400 mg/día de DHA en combinación con antipsicóticos durante al menos 16 semanas también resulta eficaz contra la depresión, la ansiedad y la cognición desde los primeros cinco años de esquizofrenia.

El metilfolato (MTHF, que hemos visto anteriormente) en dosis altas (de 1 a 15 mg/día) también se recomienda como tratamiento complementario de la esquizofrenia[179] (principalmente para el retraimiento y la falta de energía y de motivación), con un metaanálisis que incluyó a 840 participantes y concluyó que era eficaz. La mayoría de los ensayos controlados aleatorizados tuvieron una duración de entre 8 y 12 semanas y no informaron de efectos adversos graves a estas dosis.

La calidad de los estudios que respaldan estas recomendaciones era baja y debe confirmarse con ensayos más rigurosos. No hay datos sobre duraciones de administración más largas y, en el momento de escribir estas líneas, no se ha determinado si las dosis altas deben mantenerse durante más tiempo, reducirse a las dosis diarias recomendadas (250 µg/día para un adulto, según la EFSA) o suspenderse. La decisión debe ser compartida entre la persona afectada y el profesional sanitario responsable. En teoría, se puede tomar una dosis de 1 mg/día durante toda la vida, ya que es el límite máximo de seguridad establecido por la EFSA para el ácido fólico (la forma inactiva que puede presentar riesgos de acumulación en la sangre en el 30 % de las personas, como hemos visto anteriormente). En cuanto a la dosis de 15 mg/día de MTHF, no disponemos de estudios a largo plazo en la esquizofrenia para llegar a una conclusión, por lo que se recomienda el seguimiento por parte de un profesional de la salud cualificado en todos los casos.

La sarcosina, aminoácido similar a la NAC en su mecanismo de acción, también puede mejorar la falta de motivación y energía y el retraimiento en la esquizofrenia[180]. Sin embargo, es más difícil de encontrar como suplemento alimenticio. También en este caso se recomienda su administración diaria durante al menos seis meses, ya que es el periodo en el que se ha demostrado una eficacia significativa en comparación con el placebo.

> La sarcosina, también conocida como N-metilglicina, se degrada rápidamente en glicina, que, además de su importancia como componente de las proteínas, desempeña un papel significativo en diversos procesos fisiológicos como fuente metabólica principal de componentes de las células vivas, como el glutatión (un potente antioxidante), la creatina, las purinas y la serina.

Nuevos nutrientes eficaces en la esquizofrenia

En 2024, mi equipo publicó un metaanálisis en red en la sección «medicina clínica» de la revista británica *The Lancet*[181] (número 2 mundial de las mejores revistas de medicina). Llegamos a la conclusión de que varios nutrientes eran eficaces en la esquizofrenia: el benzoato de sodio (1 a 2 g/día), una combinación de vitamina D (50 000 UI cada dos semanas) y probióticos (8000 millones de UFC/día durante 12 semanas), D-serina (un aminoácido con mecanismos de acción similares a los de la

NAC y la sarcosina mencionados anteriormente) a 2 g/día y una combinación de pregnenolona (50 mg/día) más L-teanina (400 mg/día) durante ocho semanas. *Los ensayos controlados aleatorizados incluidos en este estudio fueron todos, sin excepción, de alta calidad.*

Me sorprendieron especialmente los resultados relativos al benzoato de sodio, un conservante alimentario, que demostró su eficacia en dos ensayos controlados aleatorizados (en dosis de 1 a 2 g/día) como complemento de antipsicóticos contra los delirios y las alucinaciones, frente a los cuales incluso la clozapina, el antipsicótico más eficaz, había resultado ineficaz. Las hipótesis que explican este resultado son múltiples y la primera es, por supuesto, un posible efecto sobre la microbiota intestinal, lo que también explicaría el efecto de los probióticos.

La L-teanina parece especialmente prometedora en el tratamiento de la esquizofrenia. Una dosis de 400 mg de L-teanina administrada diariamente durante ocho semanas mejora la motivación, la falta de energía, el retraimiento, la ansiedad y la depresión en la esquizofrenia, según un ensayo clínico aleatorizado de buena calidad, doble ciego y controlado con placebo, publicado en 2023 en *Psychopharmacology*[182] con 80 participantes. No se describieron efectos adversos específicos en el grupo tratado con teanina. En la siguiente parte abordaremos con más detalle la L-teanina.

Los efectos positivos de la L-teanina podrían deberse al aumento del factor neurotrófico derivado del cerebro (en inglés, *brain-derived neurotrophic factor*, BDNF)[183]. Esta proteína desempeña un papel esencial en el crecimiento, el desarrollo y la supervivencia de las neuronas. Interviene en la plasticidad sináptica, la regeneración neuronal y la formación de nuevas conexiones cerebrales. En otras palabras, el BDNF favorece la salud y el funcionamiento del cerebro.

En resumen

• Actualmente se recomiendan varios nutrientes en el tratamiento de la esquizofrenia, como complemento de los antipsicóticos: la NAC (1,2 a 3,6 g/día, especialmente en casos de estrés oxidativo) para el retraimiento, la falta de motivación y la cognición; omega-3 EPA (2 a 3 g/día o una combinación de EPA superior a 740 mg/día y DHA superior a 400 mg/día) para la ansiedad y la depresión; metilfolato (MTHF) en dosis altas (1 a 15 mg/día) para la falta de motivación, el retraimiento y la falta de interacción social. Su eficacia es especialmente notable en personas con inflamación crónica y estrés oxidativo. La administración de estos suplementos alimenticios debe ser supervisada por un profesional de la salud.

• El benzoato de sodio, conservante alimentario, ha demostrado una alta eficacia contra los delirios y las alucinaciones que no responden a los antipsicóticos en un metaanálisis en red.

• La vitamina D combinada con probióticos y L-teanina (sola o combinada con pregnenolona) ha mostrado resultados muy prometedores en el tratamiento de los síntomas de retraimiento, falta de energía y motivación, ansiedad y depresión en personas con esquizofrenia.

• La sarcosina y la D-serina son dos aminoácidos que también han mostrado resultados alentadores, aunque son más difíciles de conseguir.

CAPÍTULO 15

Recomendaciones internacionales para el tratamiento del TOC

El TOC, o trastorno obsesivo compulsivo, es un trastorno mental caracterizado por pensamientos obsesivos y comportamientos compulsivos recurrentes y persistentes. Los pensamientos obsesivos son ideas, imágenes o impulsos intrusivos y recurrentes que provocan ansiedad o malestar. Los comportamientos compulsivos son acciones repetitivas que la persona realiza en respuesta a sus pensamientos obsesivos, con el fin de reducir la ansiedad o prevenir un evento temido.

Recomendaciones internacionales sobre el tratamiento del TOC[184]

Se recomienda la N-acetilcisteína (NAC) en dosis de 2 a 3 g/día en el trastorno obsesivo compulsivo (TOC) como complemento de otros tratamientos, con un nivel de evidencia bajo. Podría tener un efecto beneficioso preferencial en la mejora de los síntomas compulsivos más que en las rumiaciones cognitivas; puede tener un uso específico preferencial en una serie de trastornos psiquiátricos comórbidos, especialmente en casos de estrés oxidativo elevado.

CAPÍTULO 16

La L-teanina: múltiples efectos beneficiosos para la salud mental

Caroline_in_a_nutshell:
«Me alegra mucho que habléis de esto. Llevo años tomándolo por mi cuenta como cura, pero no sé si hago bien. A mí me funciona de maravilla (TDAH + ansiedad)».

Atención: la L-teanina no debe confundirse con la teína, otro nombre de la cafeína que hoy en día ha caído en desuso.

La L-teanina se descubrió en 1949 entre los componentes del té verde (y en particular del gyokuro, un té verde japonés muy rico en teanina). Es la L-teanina la que da ese sabor único llamado umami a las infusiones de té verde. La forma «L» es la más estudiada y la que se encuentra en las hojas del té. Los tés matcha y gyokuro se protegen deliberadamente de los rayos del sol para aumentar su contenido en teanina.

La L-teanina es mi aminoácido favorito. Tiene una cuádruple acción:

- Estimula la atención, el aprendizaje y la memoria a largo plazo a través de la regulación del glutamato, que favorece la creación de nuevas conexiones entre las neuronas (la plasticidad sináptica, origen de la memoria).
- Favorece la relajación a través del GABA (ácido gamma-aminobutírico), lo que se traduce en la aparición de ondas alfa en el cerebro. Las

ondas cerebrales se clasifican en cuatro tipos, a saber, ondas alfa, beta, delta y theta, en función de nuestro estado mental. La generación de ondas alfa se considera un indicio de relajación del cerebro. Estas ondas aparecen en la hora siguiente a la ingesta (el pico de teanina en sangre se sitúa en torno a los 48 minutos). La teanina también reduce la variabilidad de la frecuencia cardíaca debido a una atenuación de la activación del sistema nervioso simpático. Disminuye la excitación de las neuronas situadas en la corteza, la parte más periférica del cerebro.

• Recientemente ha demostrado propiedades valiosas en la protección de la barrera intestinal[185], cuya importancia ya abordamos en *Comer bien para no deprimirse*.

• Posee propiedades neuroprotectoras que ayudan a prevenir el daño oxidativo y excitotóxico en el cerebro. Anteriormente hemos visto que los efectos positivos de una dosis diaria repetida de L-teanina durante varias semanas podrían deberse al aumento del factor neurotrófico derivado del cerebro (en inglés, *brain-derived neurotrophic factor*, BDNF)[186]. Esta proteína, esencial para el crecimiento, el desarrollo y la supervivencia de las neuronas, interviene en la plasticidad sináptica, la regeneración neuronal y la formación de nuevas conexiones cerebrales. El BDNF favorece así la salud y el funcionamiento del cerebro.

La L-teanina administrada a diario (200 mg/día) durante cuatro semanas tiene efectos sobre el estrés, la ansiedad, el sueño, la depresión y las funciones cognitivas, según un ensayo cruzado aleatorizado doble ciego con placebo publicado en 2019[187].

La L-teanina mejora la vulnerabilidad al estrés

Empecemos por el estrés. La L-teanina ha demostrado su capacidad para reducir el estrés en varios ensayos controlados aleatorizados:

• Es eficaz en participantes sometidos a situaciones multitarea, según un ensayo controlado con placebo y aleatorizado doble ciego realizado en

Australia y publicado en 2016, en el que participaron 34 personas[188]. Los resultados fueron confirmados por mediciones electrofisiológicas, y la respuesta del cortisol salival al estrés se redujo tres horas después del tratamiento activo.

• La administración de 200 mg/día de L-teanina reduce significativamente el cortisol salival, marcador fisiológico del estrés, según un ensayo controlado aleatorizado con placebo en el que participaron 120 adultos jóvenes japoneses[189] y estudiantes japoneses de farmacia que recibieron 200 mg después del desayuno y 200 mg después del almuerzo[190].

La L-teanina puede ayudar a reducir el estrés de los estudiantes, incluso a corto plazo, por ejemplo, antes de un examen. Es más eficaz que la cafeína para limitar el aumento de la tensión arterial y la ansiedad inducidos por el estrés físico y psíquico, como ha demostrado un ensayo controlado aleatorizado en el que participaron 14 estudiantes japoneses[191].

La L-teanina mejora las respuestas de la inmunoglobulina A (IgA) salival, según un ensayo controlado aleatorizado japonés publicado en 2007[192]. La IgA salival es un tipo de anticuerpo presente en la saliva que desempeña un papel crucial en la protección de las mucosas de la boca y las vías respiratorias superiores contra las infecciones. Una mejora de la IgA salival suele significar un aumento de su concentración o actividad, lo que puede indicar un fortalecimiento del sistema inmunitario a nivel de las mucosas.

La L-teanina combinada con las vitaminas B6, B9, B12, magnesio y rodiola, administrada a diario durante 28 días, mejoró el estrés crónico de 100 participantes en otro ensayo controlado aleatorizado con placebo[193].

La L-teanina mejora los síntomas depresivos

Hay 264 millones de personas que sufren depresión en todo el mundo. La L-teanina mejora la depresión de las personas que toman antidepresivos, en algunos casos tras solo dos semanas de toma diaria. A las seis semanas, todos los participantes que recibieron L-teanina habían mejorado su depresión en un ensayo controlado aleatorizado doble ciego con placebo publicado en 2023 en el *Journal of Affective Disorders*[194] (top 25 %).

La L-teanina mejora los TOC

Cuando estaba en primer año de medicina, un estudiante se había convertido (por desgracia) en el más famoso del anfiteatro. Llegaba sistemáticamente tarde porque tenía que leer todas las matrículas de los coches del aparcamiento antes de entrar en clase. Por supuesto, suspendió el curso, y siento mucha compasión por el calvario que debió de pasar. Espero que hoy haya podido liberarse de su TOC.

Como hemos visto anteriormente, los TOC son esas «manías» que algunas personas no pueden evitar, como contar mentalmente, comprobar a veces durante decenas de minutos si la puerta está bien cerrada o lavarse las manos cientos de veces al día. Los TOC se encuentran entre las 20 principales causas de discapacidad en el mundo. En Estados Unidos, el Instituto Nacional de Salud Mental (NIMH) estima que, cada año, alrededor del 1,2 % de los adultos estadounidenses (unos 3 millones de personas) se ven afectados por los TOC.

Tras cinco semanas de toma diaria, la L-teanina mejora los TOC moderados a graves en personas que ya han sido tratadas con medicamentos, según un ensayo controlado aleatorizado con placebo publicado en 2023[195] en el que participaron 95 personas. La eficacia se mantuvo hasta el final del estudio (diez semanas).

La L-teanina mejora el sueño natural

El sueño desempeña un papel crucial en el mantenimiento de las funciones cerebrales. La falta de sueño provoca una mayor vulnerabilidad al estrés, una disminución de la calidad de vida, trastornos del estado de ánimo, deterioro cognitivo, de memoria y de rendimiento, trastornos metabólicos como hipertensión, dislipidemia, enfermedades cardiovasculares y diabetes de tipo 2. Los problemas de sueño son muy frecuentes y afectan a 70 millones de adultos en Estados Unidos (entre el 9 % y el 20 % de la población adulta) y a 45 millones (el 7 %) de adultos en Europa (y a más del 30 % del personal sanitario). Los principales trastornos del sueño son el insomnio (con diferencia el más frecuente), el síndrome de piernas inquietas, el síndrome de apnea obstructiva del sueño (que siempre debe tenerse en cuenta en caso de ronquidos y/o sobrepeso, pero que puede existir sin ninguno de estos dos factores) y la narcolepsia.

Un ensayo controlado aleatorizado con placebo publicado en 2019, dirigido por el investigador australiano Jerome Sarris[196], informó de que la L-teanina había mejorado la calidad subjetiva del sueño de 46 personas con un trastorno de ansiedad generalizada, pero no su ansiedad ni su cognición, a pesar de la elevada dosis (¡de 450 a 900 mg/día durante ocho semanas!).

La administración diaria durante cuatro semanas de un suplemento alimenticio que contenía L-teanina e hidrolizado trípsico de alfa-s1-caseína mejoró la eficacia del sueño, su duración, su latencia y la disminución del rendimiento durante el día relacionada con la falta de sueño en 39 adultos activos que padecían de insomnio, según un ensayo controlado aleatorizado cruzado publicado en 2022[197]. El suplemento también prolongó el tiempo total de sueño en 45 minutos en comparación con el grupo placebo.

La L-teanina mejora la atención

Una sola dosis de L-teanina puede reducir el tiempo de reacción, aumentar el número de respuestas correctas y reducir el número de omisiones en las tareas de memoria de trabajo, según un ensayo controlado aleatorizado doble ciego con placebo publicado en 2021[198] en el que participaron japoneses de entre 50 y 69 años. Estos resultados se mantuvieron tras 12 semanas de toma diaria.

La L-teanina aumenta la atención visual según otro ensayo controlado aleatorizado en el que participaron 32 adultos jóvenes sanos voluntarios[199].

Los participantes que recibieron 200 mg/día de L-teanina presentaron reducciones aún mayores en su tiempo de reacción que los que recibieron 100 mg/día[200].

La asociación de teanina y cafeína

La combinación de L-teanina y cafeína (cafeína presente, entre otros, en el café y el té) es sinérgica. Puede ayudar a aumentar y mantener la atención durante tareas cognitivas exigentes durante la hora o incluso las dos horas siguientes a su ingesta, según concluyó una revisión sistemática publicada en 2014 en *Nutrition Reviews*, del grupo Oxford Academics[201].

La cafeína inhibe receptores de adenosina en el cerebro, un neurotransmisor que favorece el sueño y la relajación. La cafeína aumenta los neurotransmisores excitantes como la dopamina y el glutamato, lo que provoca una sensación de mayor vigilia, una reducción de la fatiga y una mejora de la concentración y el rendimiento cognitivo.

Los beneficios de la combinación de teanina y cafeína son múltiples:

• Mejora la precisión en determinadas tareas, reduce la sensación de fatiga mental, acelera el tiempo de reacción y mejora la precisión de la verificación, según un ensayo controlado aleatorizado con placebo realizado por un equipo inglés publicado en 2008[202].

• Mejora la precisión al cambiar de tarea y la atención, y reduce la sensación de fatiga, según un ensayo controlado aleatorizado con placebo en el que participaron 44 adultos jóvenes neerlandeses publicado en 2010[203].

• Es más eficaz sobre el rendimiento cognitivo de hombres adultos sanos que cada uno de estos compuestos tomados por separado, según un ensayo controlado aleatorizado doble ciego con placebo publicado en 2017[204]. Estos resultados resultaron aún más consistentes por ser medidos mediante potenciales evocados, es decir, mediciones electrofisiológicas precisas. En otro ensayo, tanto la L-teanina como la cafeína resultaron eficaces para la cognición, pero su combinación no aportó ningún beneficio adicional visible, lo que sugiere la existencia de factores que pueden influir en la sinergia de ambas moléculas[205].

• La L-teanina corrige los efectos adversos inducidos por la cafeína en dosis elevadas, como el aumento de la presión arterial, el estrés, la ansiedad y las palpitaciones[206].

L-teanina y cáncer

Aunque la prevención del cáncer no es el objetivo de este libro, parece importante destacar que una revisión sistemática de la literatura publicada en 2021 concluyó que la L-teanina tiene efectos anticancerígenos, más concretamente efectos antiapoptóticos, antimetastásicos, antimigratorios, antiinvasivos y antiproliferativos, según los resultados de 14 estudios *in vitro*, *ex vivo* e *in vivo*[207].

¿Qué dosis tomar de L-teanina?

Las ondas alfa, marcadores de relajación cerebral inducidos por la L-teanina, se generan en las regiones occipital y parietal de la superficie cerebral de voluntarios sanos en los 40 minutos siguientes a la administración de una dosis de 50 mg.

La Administración de Alimentos y Medicamentos de Estados Unidos considera que un consumo de teanina de hasta 250 mg/día es seguro para la salud. En Japón, la teanina ha sido aprobada para su adición en todos los alimentos, excepto en los destinados a niños.

En resumen

• La L-teanina es un aminoácido complejo que aumenta la activación cerebral a través del glutamato y la relajación a través del GABA, induciendo ondas alfa a partir de una dosis de 50 mg/día y una reducción de la variabilidad de la frecuencia cardíaca, marcador de una disminución de la actividad del sistema simpático.

• Para un efecto óptimo sobre la atención, se recomienda tomar la L-teanina 45 minutos antes de realizar una tarea que requiera mucha concentración, por ejemplo. Tiene una acción sinérgica con la cafeína. No hay una hora recomendada para tomar L-teanina, la mayoría de los consumidores la toman por la mañana o después del almuerzo (al mismo tiempo que el café) y tomarla una hora antes de acostarse puede ser interesante si se busca mejorar la calidad del sueño.

• Unas cincuenta pruebas controladas aleatorias con doble ciego y placebo han demostrado la eficacia de la L-teanina contra el estrés, la ansiedad, la atención, la calidad del sueño, las obsesiones y los síntomas depresivos en personas tratadas con antidepresivos.

Los suplementos alimenticios para la salud mental de las mujeres

CAPÍTULO 17

Nutrientes para mejorar los síntomas emocionales del síndrome premenstrual

El síndrome premenstrual es un conjunto de síntomas físicos, emocionales y conductuales que suelen aparecer entre una y dos semanas antes del inicio de la menstruación en las mujeres. A nivel psíquico, estos síntomas pueden incluir dolores de cabeza, fatiga, cambios de humor, irritabilidad y cambios en el apetito. El síndrome premenstrual puede variar en intensidad de una mujer a otra y de un ciclo a otro. Aunque estos síntomas pueden ser molestos, suelen desaparecer con la llegada de la menstruación.

Si los síntomas son especialmente graves, se habla de trastorno disfórico premenstrual. El síndrome premenstrual afecta a un porcentaje considerable de mujeres y los tratamientos médicos actuales tienen limitaciones en cuanto a su eficacia.

Ya en la década de 1990, había datos que sugerían que algunos nutrientes podían mejorar este síndrome. Un primer ensayo controlado aleatorizado publicado en 1991 en el *Journal of the American College of Nutrition* demostró la eficacia de un suplemento alimenticio que contenía minerales y vitaminas durante tres ciclos en la mejora de los síntomas del síndrome premenstrual en 44 mujeres que vivían en Maryland, Estados Unidos[208].

Vitamina D3 y síndrome premenstrual

La suplementación con vitamina D3 mejora la inflamación y los marcadores oxidativos del síndrome premenstrual[209], así como sus síntomas físicos y emocionales, como han demostrado tres ensayos controlados aleatorizados con placebo.

El primer ensayo controlado aleatorizado, publicado en 2016 en el *Journal of Pediatric and Adolescent Gynecology*[210], demostró la eficacia de la vitamina D3 (200 000 UI al inicio y, después, 25 000 UI cada dos semanas durante cuatro meses) contra el síndrome premenstrual en 158 adolescentes de entre 15 y 21 años con niveles bajos de vitamina D en sangre (inferiores o iguales a 10 ng/ml). Los resultados mostraron que los niveles de vitamina D volvieron a la normalidad tras el primer mes de tratamiento en el grupo que había recibido vitamina D3. Al final del tratamiento, las puntuaciones de ansiedad, irritabilidad, tristeza y alteración de las relaciones disminuyeron significativamente en el grupo que había recibido vitamina D, en comparación con el grupo placebo. No se observaron cambios significativos en el grupo placebo. Además, los efectos adversos fueron similares en ambos grupos.

Otro ensayo controlado aleatorizado con placebo[211] demostró que una suplementación diaria con 2000 UI de vitamina D3 durante tres meses mejoraba significativamente las puntuaciones de nerviosismo, reducción de la actividad profesional, reducción de la actividad social, fatiga y síntomas físicos en mujeres iraníes de entre 18 y 30 años con síndrome premenstrual.

En un ensayo controlado aleatorizado publicado en 2024 en la revista *Clinical Nutrition ESPEN*[212], 44 mujeres con deficiencia de vitamina D y síndrome premenstrual recibieron 50 000 UI de vitamina D3 o un placebo cada dos semanas durante 16 semanas. Los resultados mostraron que, tras cuatro meses de intervención, los niveles séricos de vitamina D en el grupo que había recibido vitamina D3 habían aumentado una media de 19 ng/ml frente a solo dos en el grupo placebo. Al final de la intervención, la puntuación media de los síntomas totales del síndrome premenstrual disminuyó significativamente en el grupo que había recibido vitamina D en comparación con el de placebo. Todos los subgrupos se beneficiaron de la vitamina D3 en el estudio, y los que experimentaron las mayores mejoras fueron los que presentaban depresión o retención de líquidos. Los síntomas emocionales mejoraron más que los físicos.

Omega-3 y síndrome premenstrual

Sofi_vahine:
«He sufrido episodios de disforia premenstrual [forma grave del síndrome premenstrual] (me gustaría mucho que hablara de ello, es algo muy desconocido). Me retiré el DIU de cobre y, sobre todo, empecé a tomar suplementos de omega-3 por recomendación de una fitoterapeuta. Desde entonces, no he vuelto a tener episodios horribles de disforia».

Los omega-3 demostraron su eficacia contra los síntomas del síndrome premenstrual en dos ensayos controlados aleatorizados con placebo publicados en la década de 2010, lo que contradice los resultados de un primer ensayo publicado en la década de 1990. A la vista de estos datos, parece razonable recomendar un suplemento de omega-3 en dosis elevadas en caso de síndrome premenstrual, bajo la supervisión de un profesional de la salud cualificado. En las partes anteriores hemos visto que los omega-3 tienen un amplio espectro de acción, especialmente sobre los síntomas depresivos y la inflamación que pueden aparecer en el síndrome premenstrual.

El primer ensayo controlado aleatorizado se publicó en 1993 en *Obstetrics & Gynecology*[213] (top 25 %). Los resultados mostraron que el tratamiento con ácidos grasos esenciales no redujo los síntomas premenstruales ni la ciclicidad de los síntomas. Los autores no mencionaron la dosis ni la naturaleza de los omega-3 en su resumen y no he podido acceder al artículo original. Así pues, es posible que los omega-3 no se dosificaran en cantidades suficientes.
Un segundo ensayo controlado aleatorizado publicado en 2011 en *Reproductive Health*[214] demostró que los suplementos alimenticios de omega-3 habían mejorado los síntomas del síndrome premenstrual en 120 mujeres al cabo de seis meses, especialmente con una dosis de 2 g/día.
Estos resultados fueron confirmados por otro ensayo controlado aleatorizado con placebo publicado en 2018 en el *Journal of Psychosomatic Obstetrics and Gynaecology*[215], que concluyó que la suplementación con omega-3 (1 g de aceite de pescado al día) había reducido los síntomas y mejorado la calidad de vida de 95 mujeres iraníes de entre 20 y 35 años con síndrome premenstrual.

Zinc y síndrome premenstrual

Los dos ensayos controlados aleatorizados con placebo que examinaron el efecto de la suplementación con zinc en el síndrome premenstrual concluyeron que era eficaz. Así pues, parece razonable recomendar una suplementación con zinc a las mujeres que padecen síndrome premenstrual. Atención: el límite máximo de seguridad es de 25 mg/día (incluida la alimentación y los suplementos), por lo que se recomienda la supervisión de un profesional de la salud cualificado para evitar sobredosis, especialmente en caso de uso prolongado. En la primera parte vimos que la suplementación diaria a largo plazo para las mujeres debería situarse entre 10 y 12 mg/día (además de la ingesta alimentaria) para evitar una sobredosis.

> Un ensayo controlado aleatorizado con placebo publicado en 2017 en el *Journal of Obstetrics and Gynaecology Research*[216] concluyó que la suplementación con 50 mg/día de sulfato de zinc, desde el decimosexto día del ciclo menstrual hasta el segundo día del ciclo siguiente, mejoraba los síntomas del síndrome premenstrual y la calidad de vida de las participantes. Hemos visto que el sulfato de zinc no es la forma mejor absorbida y que puede provocar efectos indeseables con mayor frecuencia que otras formas como el gluconato, el glicinato y el citrato. Una dosis de 50 mg/día es extremadamente alta y supera el límite superior de seguridad en Europa, que es de 25 mg/día.
> Un ensayo controlado aleatorizado con placebo publicado en 2019 y 2020 en las revistas *Archives of Gynecology and Obstetrics y Biological Trace Element Research*[217] concluyó que la suplementación con zinc (30 mg/día) durante 12 semanas había tenido efectos beneficiosos sobre los síntomas físicos y psicológicos y algunos aspectos de la calidad de vida (en particular los aspectos físicos) de 60 mujeres jóvenes universitarias con síndrome premenstrual, aunque los efectos sobre la calidad del sueño fueron marginales.

Vitamina B6 y B1 para el síndrome premenstrual

Dos ensayos controlados aleatorizados publicados en la década de 1980 concluyeron que la vitamina B6 es eficaz contra los síntomas del síndrome premenstrual.

Un primer ensayo controlado aleatorizado publicado en 1985 en el *Journal of International Medical Research*[218] concluyó que tres meses de suplementación diaria con vitamina B6 (piridoxina) habían mejorado significativamente siete de los nueve síntomas del síndrome premenstrual en 434 mujeres en comparación con el placebo. La dosis utilizada no se mencionaba en el resumen del artículo y no pude acceder al artículo, lo cual es habitual en artículos que datan de la década de 1980.

Un segundo ensayo controlado aleatorizado con placebo publicado en 1989 en el *Journal of the Royal College of General Practitioners*[219] concluyó que la vitamina B6 (piridoxina) con una dosis de 50 mg/día había resultado eficaz contra la depresión, la irritabilidad y la fatiga en 63 mujeres de entre 18 y 49 años con síndrome premenstrual. En realidad, solo 32 mujeres completaron los siete meses del estudio. Cuando los estudios duran tanto tiempo, es frecuente que muchos participantes los abandonen por diversas razones (la falta de eficacia percibida, una mudanza, la aparición de un efecto indeseable atribuido al tratamiento, ya sea real o no…).

Un ensayo controlado aleatorizado neozelandés publicado en 2020 en el *Journal of Alternative and Complementary Medicine*[220] también concluyó que la vitamina B6 (80 mg/día, es decir, una dosis aún mayor que la del estudio anterior) durante tres meses era eficaz en el síndrome premenstrual. En este grupo, el 60 % de las participantes alcanzaron la remisión (la casi desaparición de los síntomas) al cabo de tres meses. Esta cifra fue aún mayor (70 %) en el grupo que recibió una mezcla de nutrientes.

Un ensayo controlado aleatorizado con placebo publicado en 2014 en el *Global Journal of Health Science*[221] concluyó que la vitamina B1 (tiamina) había sido eficaz para reducir los síntomas mentales (en un 35 %) y físicos (en un 21 %) del síndrome premenstrual en 80 estudiantes, al influir en el rendimiento de las coenzimas implicadas en el metabolismo de los carbohidratos y los aminoácidos, que desempeñan un papel fundamental en la aparición de los síntomas físicos y mentales del síndrome premenstrual.

Actividad física y síndrome premenstrual

Cabe destacar que 20 minutos de ejercicio aeróbico («cardio») tres veces por semana durante ocho semanas mejoraron los síntomas físicos del síndrome premenstrual en un ensayo clínico controlado aleatorizado publicado en *BMC Women's Health*[222]. La natación también demostró su eficacia en un ensayo controlado aleatorizado publicado en 2018 en *Archives of Gynecology and Obstetrics*[223].

En resumen

• El síndrome premenstrual va acompañado de numerosos síntomas psíquicos, a veces incapacitantes, durante la semana o las dos semanas que preceden a la menstruación.
• La vitamina D, los omega-3, el zinc y la vitamina B6 son los nutrientes que actualmente han demostrado una mayor eficacia en la mejora de los síntomas emocionales del síndrome premenstrual.
• La vitamina B1 ha demostrado su eficacia en un ensayo controlado aleatorizado.

CAPÍTULO 18

Nutrientes para la salud mental durante la menopausia

Yasmin:

«Buenos días, doctor. Le sigo desde hace muchos años y tengo todos sus libros, que siempre son un buen regalo de Navidad.

Tengo una pequeña pregunta que hacerle. Desde que tomo vitamina D y omega-3 he notado una mejora en mi depresión estacional. Suelo decir que los inviernos ya no son lo mismo. Solo quería saber si sus investigaciones también se centran en las mujeres en premenopausia o menopausia, ya que es un periodo en el que los trastornos del estado de ánimo son importantes y también puede producirse un aumento de peso. ¿Recomienda algún protocolo específico durante este periodo, aparte de los consejos habituales? ¿Puede la alimentación también influir para vivir mejor esta transición? Curiosamente, hace un mes que no tomo azúcar y ya no tengo sofocos, ¿tiene alguna relación? Espero que sus próximos estudios tengan en cuenta a la población de mujeres menopáusicas, ya que echamos mucho de menos consejos durante este periodo.

¡Gracias, doctor!».

Omega-3 y salud mental durante la menopausia

Un equipo de Roma tituló su revisión sistemática «Los omega-3 mejoran las emociones y la cognición durante la menopausia» (publicada en 2022 en la revista *Nutrients*[224], top 25 %). Aunque algunos ensayos controlados aleatorizados concluyen que los omega-3 son eficaces contra los síntomas psíquicos de la menopausia, el nivel de evidencia es actualmente inferior al de la depresión tratada en capítulos anteriores.

Esta revisión incluyó cuatro ensayos controlados aleatorizados con resultados dispares, que resumo a continuación.

• Un primer ensayo controlado aleatorizado publicado en 2009 en *The American Journal of Clinical Nutrition*[225] demostró la eficacia de la suplementación con 1,05 g de EPA/día + 150 mg de DHA durante ocho semanas en mujeres canadienses de mediana edad que presentaban estrés psíquico sin depresión, pero no en aquellas con depresión mayor, lo cual es un resultado inesperado a la luz de lo visto hasta ahora. Quizás se necesitarían dosis más altas para las mujeres con depresión, ya que podrían presentar un trastorno de absorción de omega-3 (lo que podría explicar su depresión).

• Un ensayo controlado iraní publicado en 2016[226] concluyó que la adición de 1 g de omega-3 a un antidepresivo durante una semana había mejorado significativamente la depresión de 60 mujeres menopáusicas en comparación con las que habían recibido el mismo antidepresivo combinado con un placebo. En la parte anterior (p. 124) vimos que añadir omega-3 a los antidepresivos es beneficioso para la depresión, independientemente de la edad y el sexo.

• Un ensayo controlado aleatorizado publicado en 2015[227] demostró que la administración de 1 g de DHA, 160 mg de EPA, 240 mg de Ginkgo biloba, 60 mg de fosfatidilserina, 20 mg de d-alfa-tocoferol, 1 mg de ácido fólico (B9 inactivo) y 20 µg/día de vitamina B12 durante seis meses había mejorado el rendimiento en ciertas pruebas cognitivas de velocidad y memoria de 15 mujeres menopáusicas, en comparación con las 12 que habían recibido un placebo.

En cuanto a la ansiedad, solo se ha identificado un ensayo controlado aleatorizado publicado en la revista *Menopause*[228], en el que 300 mg de DHA + 1275 mg/día de EPA durante tres meses no mejoraron la ansiedad, el sueño ni el estado de ánimo de 177 mujeres sedentarias estadounidenses de entre 40 y 62 años en perimenopausia.

Vitamina D3 y menopausia

Al igual que en el síndrome premenstrual, la vitamina D3 reduce la inflamación en las mujeres menopáusicas, como demostró un metaanálisis de siete ensayos controlados aleatorizados publicado en 2024 en la revista *Journal of the Academy of Nutrition and Dietetics*[229].

La vitamina D no demostró eficacia contra los síntomas psíquicos de la menopausia en un ensayo controlado aleatorizado con placebo realizado en Estados Unidos y publicado en 2015[230], aunque la dosis de vitamina D administrada era bastante baja (400 UI, mientras que hemos visto que la referencia nutricional para la población es de 600 UI, y podría ser necesario administrar dosis más altas en mujeres en perimenopausia, ya que las dosis eficaces en la depresión oscilan entre 1500 y 4000 UI). Un análisis de dosis-respuesta sugiere que 400 UI de vitamina D3 son insuficientes para aumentar suficientemente los niveles de vitamina D y observar una diferencia clínica en los síntomas relacionados con la menopausia, en particular en mujeres con carencia de vitamina D. También es posible que la vitamina D tenga un efecto favorable, pero que el calcio (que se administró junto con la vitamina D en este estudio) tenga un efecto negativo, y anule así los efectos beneficiosos de la vitamina D. De hecho, la toma de calcio se ha asociado con un empeoramiento de los sofocos durante la menopausia. Además, se permitió a las participantes tomar suplementos alimenticios fuera del protocolo: hasta 600 UI/día de vitamina D al inicio y hasta 1000 UI/día a partir de 1999. Por último, ¡se disuadió de participar en el ensayo a las mujeres que presentaban síntomas menopáusicos graves que alteraban su vida!

Folatos (vitamina B9) y menopausia

El ácido fólico (5 mg/día durante ocho semanas) mejora significativamente el deseo, el orgasmo, la satisfacción, la excitación, el dolor durante las relaciones sexuales y la puntuación total de satisfacción sexual de las mujeres menopáusicas, según un ensayo controlado aleatorizado con placebo realizado en Teherán, Irán, y publicado en 2023 en *The Journal of Sexual Medicine*[231]. Solo la lubricación no mostró diferencias significativas entre los grupos.

En resumen

Disponemos de pocos datos sobre la psiconutrición en la menopausia. Algunos nutrientes que han demostrado su eficacia en el cerebro, como los omega-3 y la vitamina B9, podrían tener efectos beneficiosos contra algunos síntomas de la menopausia, pero se necesitan más estudios para llegar a una conclusión.

La vitamina D3 tiene un efecto antiinflamatorio confirmado en la menopausia, pero el único ensayo controlado aleatorizado realizado no permite concluir su eficacia contra los síntomas psíquicos de la menopausia, ya que la dosis era probablemente demasiado baja y existían otros riesgos de sesgo.

CAPÍTULO 19

Nutrientes contra la depresión perinatal

Testimonio de Annick, extraído del programa Les Pouvoirs extraordinaires du corps humain *(«Los poderes extraordinarios del cuerpo humano»), presentado por Michel Cymes y Adriana Karembeu, emitido el 12 de julio de 2022.*

«Buenas noches, Guillaume. Este verano me ha ayudado a salir de una grave depresión posparto. Estuve a punto de morir, ningún médico supo diagnosticarme, ¡lo hice yo misma con las últimas fuerzas que me quedaban!

Tomé suplementos de vitamina D, C, omega-3, magnesio, complejos de vitaminas B... Gracias a usted, he podido curarme de forma natural y ya no tengo que tomar antidepresivos.

Le estoy inmensamente agradecida.

Gracias desde el fondo de mi corazón».

La depresión perinatal es un tipo de depresión que se presenta en las mujeres durante el embarazo o después del parto. Abarca dos períodos principales: la depresión prenatal, que se manifiesta durante el embarazo, y la depresión posnatal, que aparece después del nacimiento del bebé.

Omega-3 y depresión perinatal

Los omega-3 mejoran significativamente los síntomas depresivos de las mujeres embarazadas o que acaban de dar a luz, según un metaanálisis publicado en 2020 en la revista *Translational Psychiatry*[232] (top 25 %), reconocida por su rigor. Estas mujeres no estaban tratadas con antidepresivos.

La eficacia fue especialmente notable cuando la proporción de DHA/EPA era superior o igual a 1,5. Los autores concluyeron que los ácidos grasos omega-3 pueden ser una opción eficaz y segura para el tratamiento de la depresión perinatal leve o moderada (a diferencia de la depresión no perinatal que vimos en la parte anterior, en la que se recomiendan independientemente del nivel de gravedad, incluso en casos graves y tratados con antidepresivos).

> Se seleccionaron ocho ensayos aleatorizados controlados con placebo, en los que participaron 638 mujeres. El efecto fue de moderado a importante (tamaño del efecto de 0,61), aunque se observó una gran heterogeneidad.
> Los omega-3 mostraron efectos notablemente beneficiosos en el grupo de menos de ocho semanas, y no se observaron efectos adicionales durante periodos más largos. No se detectaron sesgos de publicación. Los análisis confirmaron que los resultados globales no estaban sesgados por un solo estudio.

En general, las dosis de omega-3 en los estudios incluidos variaban de 1 a 6 g/día (una dosis enorme, ya que no se recomienda superar los 4 g/día) y fueron bien toleradas por la mayoría de las mujeres. No se mencionó ningún efecto indeseable relacionado con los bebés en ninguno de los estudios y no se pudo evaluar. Cualquier suplementación durante el embarazo y el posparto debe realizarse bajo la supervisión de un profesional de la salud cualificado.

Vitamina D3 y depresión perinatal

La suplementación con vitamina D3 en dosis de 1800 a 3500 UI/día (45 a 87,5 µg/día) es la intervención nutricional más prometedora en el tratamiento de la depresión perinatal, según un metaanálisis publicado en 2023 en la revista *American Journal of Clinical Nutrition*[233] (top 25 %). Estas dosis son similares a las que vimos para la depresión (1500 a 4000 UI). Podemos concluir que una suplementación con vitamina D3 es beneficiosa tanto para la depresión en general como para la depresión perinatal en concreto.

Folatos y depresión perinatal

Los niveles de ácido fólico en sangre de las personas deprimidas son más bajos que los de las personas no deprimidas, y las mujeres embarazadas son más propensas a sufrir carencia de ácido fólico que otras mujeres.

La suplementación continua con folatos (vitamina B9) durante el embarazo reduce en un 26 % el riesgo de depresión perinatal, pero no el de depresión posparto, según un metaanálisis publicado en 2022 en la revista *Journal of Affective Disorders*[234]. Los investigadores examinaron 15 estudios sobre un total de 26 275 mujeres.

Cuanto más bajos eran los niveles de folato en sangre de las mujeres, más pronunciados eran sus síntomas depresivos.

Los investigadores señalaron importantes limitaciones en sus resultados, en particular la ausencia de ensayos controlados aleatorizados rigurosos por razones éticas y la heterogeneidad, que no tiene en cuenta la influencia de factores genéticos, en especial las mutaciones del MTHFR que mencionamos en la primera parte. En mi opinión, considero que la suplementación con MTHF en las dosis recomendadas por la EFSA (que vimos en la página 105) parece segura y probablemente beneficiosa tanto para el cerebro de la madre como para el del niño.

Selenio y depresión perinatal

Una suplementación con selenio (100 µg/día) al inicio del primer trimestre del primer embarazo aumentó de forma significativa los niveles de selenio y redujo los síntomas de depresión en 83 mujeres iraníes, en comparación con 83 mujeres que recibieron un placebo, en un ensayo controlado aleatorizado publicado en 2011[235].

Sin embargo, hay que tener cuidado, ya que recientemente se han publicado datos preocupantes que sugieren una asociación entre niveles elevados de selenio en la sangre materna y un ligero aumento del riesgo de retrasos en el desarrollo neurológico en niños de hasta 4 años, en un estudio japonés publicado en 2022 en la revista *Environment International*[236]. Así pues, es importante controlar los niveles de selenio en sangre para evitar una sobredosis, y la toma de selenio siempre debe estar supervisada por un profesional de la salud cualificado.

Zinc, magnesio y depresión posparto

Una suplementación diaria de 27 mg/día de sulfato de zinc o 320 mg/día de sulfato de magnesio durante ocho semanas no mejoraron significativamente los síntomas depresivos y ansiosos de 99 mujeres iraníes que participaron en un ensayo controlado aleatorizado publicado en *The Journal of Obstetrics and Gynaecology Research*[237], ¡aunque el hecho de tener una depresión mayor era un criterio de exclusión del estudio! Además, hemos observado que el sulfato de zinc se absorbe y tolera peor que el gluconato, el glicinato o el citrato de zinc, por ejemplo. En mi opinión, el zinc sigue estando indicado en el tratamiento de la depresión, ya sea perinatal o no, a la espera de que ensayos adicionales aporten nuevos datos.

En resumen

• Los omega-3, la vitamina D3 y los folatos han demostrado su eficacia en el tratamiento de la depresión perinatal (prenatal en el caso de los folatos) en al menos un metaanálisis cada uno. En el caso de los omega-3, las fórmulas con mayor concentración de EPA parecen ser las más eficaces, al igual que para la depresión. Los datos son menos consistentes que para la depresión, ya que la depresión perinatal es más complicada de investigar desde el punto de vista ético (exposición del feto a la intervención). En general, podemos concluir que la depresión perinatal parece poder tratarse con los mismos nutrientes que la depresión mayor.

• El selenio ha demostrado su eficacia en el tratamiento de la depresión perinatal en un ensayo controlado aleatorizado publicado en 2011; sin embargo, no se ha replicado y hay que tener cuidado con el riesgo de sobredosis.

• La suplementación con nutrientes durante el embarazo debe realizarse bajo la supervisión de un profesional de la salud cualificado.

CAPÍTULO 20

Nutrientes para la salud mental de las mujeres con síndrome del ovario poliquístico

El síndrome del ovario poliquístico (SOP) es un trastorno hormonal frecuente en mujeres en edad fértil. Afecta aproximadamente a 1 de cada 7 mujeres en todo el mundo y a cerca de 6 millones de mujeres en edad fértil en Estados Unidos. Este síndrome se caracteriza por ciclos menstruales irregulares, una producción excesiva de andrógenos (hormonas masculinas) y ovarios que contienen numerosos quistes pequeños. Las mujeres con síndrome del ovario poliquístico pueden presentar síntomas como acné, vello excesivo y dificultades para concebir. Se desconoce su causa exacta, pero el síndrome suele estar relacionado con la resistencia a la insulina y con factores genéticos. Si no se trata, puede provocar complicaciones como infertilidad, diabetes de tipo 2 y problemas cardíacos.

Lili:
«Me permito ponerme en contacto con usted porque he visto su última publicación sobre las hormonas.
Sufro trastornos de ansiedad desde hace mucho tiempo y una patología hormonal femenina crónica (síndrome del ovario poliquístico). En mis investigaciones personales he recopilado algunos estudios interesantes so-

bre la relación entre la salud mental y este síndrome. Creo que es algo
que debería tomarse muy en serio. Me parece una pena que no se dispon-
ga de una atención multidisciplinar…
¡Me encantaría poder ayudar en la investigación sobre este tema! En
cualquier caso, gracias por su interés y por sus vídeos accesibles y no de-
masiado aterradores sobre la psiquiatría (¡tengo 22 años y por algo soy
ansiosa!)».

Las mujeres que padecen el síndrome del ovario poliquístico son más propensas a sufrir trastornos de ansiedad (riesgo aumentado en un 42 %), depresión (65 %) y trastornos alimentarios (48 %) en comparación con las mujeres que no lo sufren, según un metaanálisis de 25 estudios publicado en 2023[238].

Las mujeres con autismo, bulimia y/o síndrome de estrés postraumático son más propensas al síndrome del ovario poliquístico que las mujeres que no padecen estos trastornos, según una revisión sistemática publicada en 2022 en *Archives of Women's Mental Health*[239] que agrupó 11 estudios. El síndrome del ovario poliquístico también aumenta el riesgo de depresión posparto en un 59 %, según un metaanálisis que incluyó 6 estudios y 44 167 mujeres afectadas, publicado en 2022 en el *Journal of Affective Disorders* (top 25 %)[240].

El síndrome del ovario poliquístico en la madre aumenta el riesgo de trastornos en los hijos, como autismo (+40 %), TDAH (+ 42 %), tics (+ 44 %), ansiedad (+ 33 %) y otros trastornos del comportamiento (+ 45 %), según un metaanálisis que incluyó a más de 1,6 millones de madres y 2,2 millones de niños, publicado en 2021 en *Translational Psychiatry*[241].

Las mujeres que padecen este síndrome tienen una alimentación de menor calidad, una ingesta alimentaria más baja (más colesterol, menos magnesio y zinc) y una actividad física total más reducida, según un metaanálisis publicado en 2022[242].

Atención: los nutrientes que se presentan en esta parte son los que se han probado para la salud mental de las mujeres con síndrome del ovario poliquístico. Se han probado otros nutrientes (como el magnesio y la quercetina, entre otros) en diferentes parámetros de este síndrome (como el metabolismo de los azúcares y las grasas), pero no los presento aquí porque estos estudios no incluían un componente de salud mental.

Los omega-3 y la vitamina D
en el síndrome del ovario poliquístico

Los omega-3 han demostrado su eficacia en la mejora de la inflamación y el estrés oxidativo relacionados con el síndrome del ovario poliquístico en dos metaanálisis publicados en 2021, uno en el *British Journal of Nutrition* por investigadores brasileños[243], y otro en *Annals of Palliative Medicine*[244]. Las dosis de omega-3 utilizadas variaron entre 1000 y 3500 mg/día (es decir, dosis elevadas) administradas durante un periodo de 6 a 12 semanas.

Los omega-3 reducen la proteína C reactiva, un marcador clásico de la inflamación de bajo grado, y aumentan la adiponectina, hormona producida por las células adiposas que desempeña un papel fundamental en la regulación del metabolismo de los lípidos y los carbohidratos. Otros marcadores mejoran con los omega-3, como el MDA (malondialdehído), biomarcador del estrés oxidativo que indica el daño celular causado por los radicales libres, la LH (hormona luteinizante), hormona implicada en la regulación del ciclo menstrual y la producción de óvulos, la testosterona total, la capacidad antioxidante total y la SHBG (globulina fijadora de hormonas sexuales), proteína que se une a las hormonas sexuales y regula su actividad.

> Cuatro ensayos controlados aleatorizados que demostraron una gran eficacia incluyeron, respectivamente, 1 g de omega-3 procedente de aceite de lino, una combinación de 1 g de omega-3 procedente de aceite de lino y 400 UI de vitamina E, 2 g de aceite de pescado y una combinación de 2 g de aceite de pescado y 357 UI de vitamina D.

La administración de vitamina D también mejora los síntomas y los parámetros inflamatorios, los niveles de testosterona total, la proteína C reactiva, la capacidad antioxidante total y el malondialdehído del síndrome del ovario poliquístico, como confirman dos metaanálisis publicados en 2018[245] y 2021[246] que incluyeron 18 ensayos controlados aleatorizados en los que participaron 1060 personas. La dosis eficaz de vitamina D fue inferior o igual a 1000 UI/día, con mejoras notables tras 12 semanas de suplementación. La suplementación con vitamina D redujo la proteína C reactiva y el malondialdehído, independientemente del tratamiento, el tipo de vitamina D, la frecuencia de la suplementación y la dosis.

Melatonina y síndrome del ovario poliquístico

La toma de melatonina (10 mg/día, 1 hora antes de acostarse, durante 12 semanas) mejora el sueño, la depresión y la ansiedad, los niveles de insulina, la resistencia a la insulina, los perfiles lipídicos y la expresión genética de ciertos genes implicados en este síndrome, según un ensayo controlado aleatorizado iraní con placebo publicado en 2019 en el *Journal of Affective Disorders*[247] (top 25 %).

Coenzima Q10 y síndrome del ovario poliquístico

La coenzima Q10 (coQ10) (100 mg/día) mejora tras 12 semanas la depresión, la ansiedad, la proteína C reactiva, la testosterona, el sulfato de dehidroepiandrosterona (DHEA-S), el malondialdehído y la capacidad antioxidante total, según un ensayo controlado aleatorizado doble ciego en el que participó un grupo de 55 mujeres con este síndrome publicado en 2022 en *Gynecological Endocrinology*[248].

Vitamina K2 y síndrome del ovario poliquístico

La vitamina K2, o menaquinona-7, es una forma de vitamina K esencial para la coagulación de la sangre y el metabolismo óseo. En el contexto del SOP, la vitamina K2 podría mejorar el perfil hormonal y metabólico.

Ocho semanas de toma diaria de vitamina K2 (90 µg/día) mejoraron significativamente la depresión de 42 mujeres con síndrome del ovario poliquístico en comparación con las 42 que recibieron un placebo, en un ensayo controlado aleatorizado iraní publicado en 2022 en *BMC Women's Health*[249].

En resumen

• Los omega-3 y la vitamina D mejoran los parámetros inflamatorios y oxidativos del síndrome del ovario poliquístico, que pueden estar implicados en el fuerte aumento de los trastornos psíquicos relacionados con este síndrome. No se han probado directamente sobre la salud mental.

• La coenzima Q10, la melatonina y la vitamina K2 han demostrado su eficacia contra los síntomas psíquicos inducidos por el síndrome del ovario poliquístico en al menos un ensayo controlado aleatorizado con placebo.

CAPÍTULO 21

Nutrientes contra la depresión relacionada con la endometriosis

La endometriosis es una enfermedad crónica que afecta principalmente a mujeres en edad fértil. Se caracteriza por la presencia de tejido endometrial, el tejido que recubre normalmente el interior del útero, fuera de la cavidad uterina. Durante el ciclo menstrual, este tejido reacciona a las hormonas del mismo modo que el endometrio normal: se engrosa, se degrada y después sangra. Sin embargo, a diferencia del tejido endometrial, que se expulsa durante la menstruación, estas células ectópicas no pueden salir del cuerpo. Ello provoca inflamación, dolor, formación de tejido cicatricial y, en ocasiones, quistes ováricos denominados «endometriomas». Estos síntomas pueden variar en intensidad, desde dolor leve a intenso, y pueden tener un impacto significativo en la calidad de vida de las mujeres afectadas.

El 68 % de las mujeres con endometriosis sufren estrés leve o grave, según un metaanálisis publicado en 2020 que incluyó 15 estudios y un total de 4619 mujeres[250]. El dolor pélvico aumenta específicamente el riesgo de depresión en esta patología, según un metaanálisis de cuatro estudios publicado en 2019[251].

Sorprendentemente, se han probado pocos nutrientes en la salud mental de las mujeres con endometriosis. Un metaanálisis publicado en 2023 en *Reproductive Biology and Endocrinology*[252] (top 25 %) por investigadores chinos examinó el efecto de las vitaminas antioxidantes contra el dolor relacionado con la endometriosis. El análisis de 13 ensayos controlados aleatorizados (589 participantes) demostró que la suplementación con vitaminas E, C y D puede reducir el dolor pélvico y mejorar la calidad de vida de las pacientes. La vitamina E, sola o combinada con vitamina C, resultó especialmente eficaz.

En resumen

Faltan estudios que investiguen la eficacia de los nutrientes en la salud mental de las mujeres con endometriosis. Aliviar el dolor parece ser el mejor modo de mejorar los síntomas depresivos.

• La suplementación con vitaminas E, C y D puede reducir el dolor pélvico y mejorar la calidad de vida de las mujeres afectadas de endometriosis.

• La vitamina E, sola o combinada con vitamina C, resultó especialmente eficaz en los resultados de un metaanálisis.

Combinaciones de nutrientes

Comprender las interacciones entre los nutrientes es un campo complejo y pocos estudios se centran en examinar los efectos combinados de varios nutrientes sobre la salud. Sin embargo, algunos trabajos ofrecen perspectivas interesantes sobre la sinergia entre los omega-3, las vitaminas B y otros nutrientes como la vitamina D.

Carla27220:
«Llevo unos dos meses tomando omega-3, zinc y vitamina D y me siento mucho más tranquila y menos estresada».

Louploup30:
«Desde que tomo omega-3 todos los días y vitamina D, mis emociones son mucho más estables, de verdad».

CAPÍTULO 22

Eficacia de las combinaciones de nutrientes

Combinaciones de metilfolato y vitaminas B6 y B12 contra el deterioro cognitivo, la depresión y la esquizofrenia

La homocisteína es un aminoácido sulfurado presente de forma natural en el organismo. Un nivel elevado de homocisteína es un biomarcador de las capacidades cognitivas alteradas en niños y, en adultos, un indicador de riesgo de accidente cerebrovascular y demencia de Alzheimer, pero también, potencialmente, de depresión, ansiedad, bipolaridad, esquizofrenia, trastorno obsesivo compulsivo, enfermedad de Parkinson y esclerosis múltiple. Su nivel en sangre puede aumentar por varias razones, entre ellas una carencia de vitamina B6, B9 o B12.

Dos metaanálisis han demostrado que unos niveles elevados de homocisteína están asociados con un mayor riesgo de depresión[253] y esquizofrenia[254]. Los niveles elevados de homocisteína son un factor causal directo de demencia, como demostró un metaanálisis de estudios de aleatorización mendeliana publicado en 2015 con 4503 personas con enfermedad de Alzheimer y 5767 controles[255]. Los estudios de aleatorización mendeliana son un método utilizado por los científicos para comprender las relaciones de causa y efecto entre determinadas características genéticas y enfermedades o comportamientos. Entre el 12 y el 31 % de los casos de demencia o enfermedad de Alzheimer se pueden atribuir a niveles elevados de homocisteína, según los resultados de este metaanálisis.

Una suplementación con vitamina B9 (0,8 mg/día), B12 (0,5 mg/día) y B6 (20 mg/día) durante 24 meses ralentizó significativamente la tasa de atrofia cerebral en 271 personas mayores de 70 años con deterioro cognitivo leve en un ensayo controlado aleatorizado publicado en 2010 por un equipo de científicos del Oxford Project to Investigate Memory and Ageing (OPTIMA). Además, la ralentización de la atrofia fue más marcada en los participantes con niveles elevados de homocisteína al inicio del estudio.

El profesor Joseph Levine, del Stanley Research Centre y del Beersheva Mental Health Center de la Universidad Ben-Gurión de Israel, diseñó un estudio para observar el efecto de la reducción de la homocisteína mediante vitaminas B[256]. La mitad de un grupo de 42 personas con esquizofrenia recibió vitaminas B (B9, B6 y B12) y la otra mitad un placebo. Las personas que tomaron los suplementos alimenticios de vitamina B experimentaron una reducción espectacular de sus niveles de homocisteína y una mejora significativa de sus síntomas, excepto un paciente que no siguió el tratamiento vitamínico y no mostró ninguna mejora ni disminución de sus niveles de homocisteína. Fue la excepción que confirma la regla.

Precaución con el exceso de folatos en personas mayores con carencia de vitamina B12

Los folatos (vitamina B9) y la vitamina B12 están estrechamente relacionados en el metabolismo del organismo. Ambos son necesarios para la formación de los glóbulos rojos y el buen funcionamiento del cerebro. La carencia de cualquiera de ellos puede provocar tipos de anemia similares y afectar potencialmente a la función cognitiva. El organismo utiliza la vitamina B12 para usar los folatos; por tanto, la falta de vitamina B12 puede alterar el efecto de los folatos: estos están presentes, pero el organismo no puede utilizarlos correctamente.

En 2020, un metaanálisis publicado en la revista *Risk Analysis*[257] exploró la relación dosis-respuesta entre los niveles de folatos y los trastornos cognitivos en personas mayores con carencia de vitamina B12. Los investigadores descubrieron un efecto «en forma de J*»: mientras que una baja exposición a los folatos se asocia con un riesgo de deterioro cognitivo, un nivel excesivo de folatos también podría aumentar este riesgo, aunque esta última asociación es más incierta.

Anteriormente hemos visto que el riesgo podría deberse en parte a una acumulación de ácido fólico en personas que no lo metabolizan correctamente (variaciones del gen MTHFR), por lo que se recomienda encarecidamente utilizar metilfolato (MTHF) en lugar de ácido fólico en caso de suplementación.

Omega-3, vitamina D, metilfolato, B12, B6

Combinar omega-3 con metilfolato (MTHF) y las vitaminas B12 (que participan en el ciclo del MTHF) y B6 es especialmente eficaz para prevenir el deterioro cognitivo, según los análisis de un ensayo controlado aleatorizado publicado en 2015 en la revista *American Journal of Clinical Nutrition*[258] (top 25 % de calidad).

Los omega-3 y la vitamina D3 mejoran el metabolismo del triptófano, precursor de la serotonina y neurotransmisor implicado en la regulación del estado de ánimo[259]. De hecho, hemos visto que el triptófano puede verse afectado en caso de inflamación. Ahora bien, la serotonina regula una gran variedad de funciones cerebrales y comportamientos, por lo que es fundamental conservar este valioso triptófano para la síntesis de serotonina.

Más concretamente, la vitamina D3 activa la enzima que convierte el triptófano en serotonina (la triptófano hidroxilasa 2).

---

* La forma en J significa que el riesgo se multiplica por diez en caso de sobredosis (más que en caso de insuficiencia).

En cuanto a las deficiencias de omega-3 (que, como hemos visto, afectan a más del 80 % de la población mundial), provocan una aceleración del metabolismo de la serotonina[260], lo que podría explicar la ineficacia o eficacia parcial de los antidepresivos en más de la mitad de los usuarios y el interés de combinar los omega-3 con los antidepresivos. La toma de suplementos alimenticios de omega-3 durante tres meses aumentó significativamente los metabolitos derivados del triptófano en un ensayo controlado aleatorizado publicado en 2024 en la revista *Scientific Reports*[261] (revista del prestigioso grupo *Nature*, famoso por su rigor), en el que participaron 26 personas sanas durante un entrenamiento de resistencia. Ello confirma la eficacia de la suplementación con suplementos alimenticios, ya validada en el tratamiento de numerosos trastornos mentales, como vimos en la segunda parte de este libro.

La enfermedad del hígado graso no alcohólico es una afección cada vez más común, relacionada con la acumulación de grasa en las células del hígado en personas que consumen poco o nada de alcohol (lo que significa que no es el alcohol lo que explica esta situación). Esta enfermedad es más frecuente en personas con sobrepeso y está relacionada con una dieta rica en calorías, grasas saturadas, azúcares refinados y alimentos procesados. También es frecuente en casos de hipotiroidismo, síndrome de Cushing y apnea del sueño. La combinación de omega-3 y vitamina D3 mejoró la enfermedad del hígado graso no alcohólico en un ensayo controlado aleatorizado con 61 sujetos publicado en 2024 en la revista *Food & Function*[262] (top 25 %).

Los autores pudieron demostrar que esta mejora se debía en parte a cambios en la microbiota intestinal.

La combinación de omega-3 y coenzima Q10 (CoQ10) ha demostrado un potencial neuroprotector al reducir el estrés oxidativo, la inflamación y la formación de placas amiloides (implicadas en la degeneración de las neuronas en la enfermedad de Alzheimer), y mejorar la función cognitiva en un modelo animal de la enfermedad de Alzheimer[263].

En la primera parte vimos que, lamentablemente, la alimentación está lejos de proporcionar la vitamina D necesaria para nuestro cerebro, a pesar de nuestros esfuerzos por llevar una dieta sana y variada. En cuanto al zinc, ha demostrado su eficacia en la depresión. Recibí el testimonio de una persona que padecía depresión y era tratada con sertralina, un antidepresivo. La vitamina D3 y el zinc le habían permitido reducir considerablemente la hipersomnia inducida por el medicamento.

L-teanina y vitaminas B

La L-teanina, combinada con vitaminas B, magnesio y rodiola, reduce el estrés, según los resultados de un ensayo controlado aleatorizado francés publicado en 2022 en la revista *Nutrients*[264].

Testimonios

La psiconutrición puede cambiar la vida de muchas personas. Los estudios científicos aportan conocimientos inestimables en términos de eficacia y seguridad de los nutrientes; sin embargo, no pueden resumir las experiencias de cada individuo. He decidido compartir aquí algunos testimonios que he recibido a través de mis cuentas de Instagram y YouTube y que me han dejado una profunda impresión.

No dudéis en compartir también los vuestros para inspirar a más personas, ya que hoy en día es el mejor modo de difundir conocimientos y cambiar prácticas.

Klacourcandiard:
«Solo un cumplido: es fantástico combinar las redes sociales y los cuidados médicos. Sus publicaciones son muy educativas, alentadoras y científicas, y eso es lo que necesitan los pacientes para actuar y prevenir. Muchas gracias».

Gwen:
«Trabajo con niños con TDAH y otras cosas, y me gustaría poder acompañar a las familias sobre la importancia de la alimentación y los peligros del azúcar. Formación para cuidadores, pronto es Navidad, me permito soñar».

Élise:
«Y mil gracias por todos sus vídeos y por concienciarnos sobre estos temas tan importantes gracias a usted».

Carolalou84:
«Gracias, es apasionante y sigo sus consejos. Mi hijo de 24 años también y vemos una mejora en nuestro estado mental y físico».

Stéphanie, dietista:
«Ya tengo bastantes conocimientos sobre psiconutrición, pero al menos esto respaldará mis argumentos y tener la formación siempre es un plus para intentar entrar en contacto con el mundo médico».

Dra. Psy:
«Hola, soy psicóloga y doctora en psicología cognitiva. Trabajo en el departamento de los Altos Alpes en una consulta privada. He dedicado parte de mi vida a la investigación y todavía me encanta pasar horas leyendo artículos para poder aportar a mis pacientes los últimos conocimientos sobre la psique humana. Trabajo mucho con la terapia ACT. Quería decirle que me gusta mucho lo que hace, es estupendo que ponga todos estos conocimientos a disposición del público. Hablo a menudo de su trabajo con mis pacientes. ¡Enhorabuena por su labor!».

Laura:
«Muy interesante; sigo su trabajo desde hace mucho tiempo. Soy naturópata y auxiliar de farmacia y sus trabajos me han inspirado mucho en mi forma de asesorar y orientar, muchas gracias».

Evesome:
«Buenas noches, doctor, muchas gracias por sus consejos, que llevo poniendo en práctica desde agosto y que han cambiado mi vida diaria. Veo el vaso aún más lleno :-) y ya no tengo altibajos inexplicables».

Fatima:

«Hola, estoy muy interesada en la formación en psiconutrición. He sido enfermera psiquiátrica durante cuatro años, al mismo tiempo que estudiaba odontología, y es un tema que me interesa mucho, ya que pude curarme de un agotamiento profesional en gran parte gracias a la psiconutrición».

Lilou:

«Muchas gracias por todos los vídeos que acabo de ver en Instagram y YouTube. Han confirmado todo lo que pensaba sobre la salud mental. Soy bipolar y hoy me siento menos sola gracias a sus investigaciones... Muchísimas gracias».

Virginie:

«Tengo 36 años y soy seguidor suyo desde hace varias semanas. Llevo 11 años en tratamiento con un psiquiatra por trastornos de ansiedad. Empecé un tratamiento en junio porque estaba pasando por una etapa familiar muy complicada. Sus consejos me han ayudado a mejorar, como complemento a la medicación. Y creo que voy a reducir la medicación para dejarla definitivamente en unos días.

Porque me siento muy bien y he recuperado el control gracias al deporte, a una mejor alimentación y a los suplementos.

Trabajo como odontopediatra. Estoy totalmente de acuerdo con usted. Hay que cambiar las cosas. Informar mejor a los pacientes. Mejorar la prevención y, sobre todo, quitarles la culpa a las personas que tienen este tipo de problemas para que acepten ser atendidas y tratadas».

Vanessa:

«Llevo treinta años tomando antidepresivos y sigo un protocolo con un médico especializado en microbiota al que contacté tras uno de sus posts en Facebook. Llevo tres meses tomando altas dosis de vitamina D y numerosos micronutrientes y otros suplementos para restablecer mi microbiota. Además, este médico ha detectado que tengo hipotiroidismo... Es un trabajo enorme, pero para mí es un milagro, porque estoy reviviendo

y todo mi entorno lo nota: ya no estoy constantemente cansada y agota-
da. Mi médico empezará a reducirme la dosis de antidepresivos dentro
de tres meses. Quería darle las gracias porque, gracias a sus posts, mi
vida está cambiando por fin después de treinta años de vagar de médico
en médico, ya que he probado todas las terapias posibles».

Soline:
«Desde que sigo sus consejos, tomo a diario suplementos alimenticios con
omega-3 y vitamina D, y mi hijo adolescente de 13 años (muy activo,
especialmente a nivel cognitivo/superdotación) también. Resultado:
mejor bienestar emocional, concentración, atención y sistema inmuni-
tario.
Gracias por sus investigaciones».

Charlotte:
«Sufrí un covid prolongado y reequilibré mi alimentación con la ayuda
de un médico nutricionista, lo que resultó muy eficaz. Aumentar las fi-
bras, los omega-3, reducir el azúcar, eliminar los productos procesa-
dos...».

Peggy:
«He puesto a toda la familia, niños, padres y abuelos, a tomar probióti-
cos, multivitaminas, magnesio y omega-3, además de tres porciones de
pescado azul a la semana. Resultados: dos adolescentes con muchos me-
nos cambios de humor y un malestar mucho menos pronunciado. Padres
que se libran de todos los virus (¡muy presentes porque soy profesora!). En
resumen, estamos genial. Mil gracias por estos nuevos hábitos».

Lana:
«Muchas gracias por compartir sus experiencias. Llevo varios meses to-
mando omega-3, probióticos y vitamina D, y noto la diferencia. Lo com-
plemento con una alimentación equilibrada y actividad física regular
para paliar los episodios de depresión crónica debidos a acontecimientos
desgraciados en mi vida. Avanzo poco a poco y estoy orgullosa de ello».

P'tit Louis:

«Buenos días, doctor Fond:

En primer lugar, quiero darle las gracias por su labor informativa sobre la salud mental.

Hace unos años, cuando solo tenía 20 años, pasé por una depresión muy grave y acabé drogado de medicamentos y con un sufrimiento físico y psíquico aún mayor.

Más tarde, gracias a una última chispa de vida, empecé a documentarme y a cambiar todos mis hábitos (alimentación, deporte, sueño, suplementos alimenticios, etc.).

Aunque aún me queda camino por recorrer, hoy me siento renacido y no tomo ningún medicamento desde hace cinco años.

Descubrí su trabajo hace menos de dos años y me alegra que un médico dé credibilidad a todas estas verdades. Gracias.

Hace poco descubrí que gran parte de mi depresión también se debía a un agotamiento suprarrenal. Después de solo tres meses de tratamiento para recuperarme, ya noto una ligera mejoría.

Quería compartirlo con usted, por si puede ayudar a otras personas. Un saludo».

Emonie1331:

«Empecé un tratamiento con vitamina D, zinc y omega-3 después de ver este programa. Ya había comenzado unos meses antes a reequilibrar mi alimentación. Y debo admitir que, después de casi cinco años, tengo la sensación de estar saliendo POR FIN de mi depresión. Así que, muchas GRACIAS».

Es hora de pasar a la acción

Basta ya de ciencia y conferencias, ahora hay que pasar a la acción. Hemos recopilado una gran cantidad de conocimientos sobre la influencia de la alimentación en el cerebro y la salud mental, que he resumido en este libro.

Hemos visto que el 80 % de los cerebros están desnutridos, principalmente debido a la falta de ingesta de DHA, vitamina D3 y B9 en la dieta. La vitamina D3 se sintetiza principalmente durante la exposición sin protector solar de una parte del cuerpo durante un tiempo significativo (que varía en función de la pigmentación de la piel) en verano, lo que hace que la mayoría de la población tenga deficiencia durante el resto del año, ya que la alimentación está muy lejos de proporcionar los aportes necesarios.

Hemos visto que el 30 % de las personas no absorben correctamente el ácido fólico en el cerebro y que el metilfolato (MTHF) puede resolver este problema. Las combinaciones de omega-3 con MTHF, vitaminas B12 y B6 parecen ser actualmente la mejor solución para prevenir el deterioro cognitivo. El zinc puede reforzar las defensas inmunitarias, mejorar la regulación de la glucosa y los síntomas depresivos. La L-teanina mejora la concentración y favorece la relajación, lo que la convierte en un aminoácido muy valioso en numerosas situaciones. La coenzima Q10 es un antioxidante muy prometedor en la prevención del deterioro cognitivo y la mejora del estrés oxidativo.

Los estudios de prevención sugieren que una suplementación a partir de la mediana edad es recomendable para prevenir el envejecimiento acelerado del cerebro.

La difusión de estos nutrientes entre la población es un reto importante para la salud pública que no puede prescindir de la difusión de los conocimientos que los acompañan, ya que es esencial que estemos formados e informados para comprender los retos que se esconden detrás de la alimentación y el origen de los trastornos mentales.

Este era el objetivo de este libro.

Gracias por leerlo y compartirlo.

Avanzamos juntos.

Cordialmente,

Guillaume Fond

Anexos

¿Qué es una prueba científica?
Los diferentes tipos de estudios

Ensayo controlado aleatorizado

Imagina que eres un científico y quieres saber si un nutriente es eficaz para curar una enfermedad. Para ello, realizas un ensayo clínico en el que administras el nutriente a algunos pacientes y a otro grupo un placebo, que es una sustancia sin efecto terapéutico pero comparable en todos los aspectos (aspecto, sabor, olor).

Es fundamental que los grupos se formen al azar, lo que se denomina aleatorización. Es el único modo de intentar que los dos grupos sean lo más similares posible al inicio del estudio. Los ensayos de buena calidad comprueban además que los grupos tengan características comparables al inicio del estudio (como el porcentaje de hombres y mujeres, la edad media, el porcentaje de fumadores, el peso medio, etc.).

A continuación, deberás comparar los resultados para ver si el medicamento tiene realmente un efecto beneficioso.

Es importante prestar atención a los riesgos de error, que son de dos tipos:

• El «riesgo alfa», también conocido como «error de tipo I». Es como si anunciaras triunfalmente que tu nutriente funciona cuando en realidad no tiene ningún efecto. Es lo que se denomina un falso positivo. En el mundo de la investigación, se intenta limitar este riesgo utilizando un umbral estadístico, a menudo fijado en el 5 %, es decir, una probabilidad entre veinte. Esto significa que si se realizan cien pruebas, se acepta que cinco de ellas puedan dar un resultado positivo por casualidad, aunque el medicamento no sea eficaz. Este umbral es arbitrario.

• El «riesgo beta», o «error de tipo II», es lo contrario: llegas a la conclusión de que el nutriente no tiene ningún efecto cuando en realidad sí lo tiene. Se trata de un falso negativo. No has detectado el efecto real del nutriente porque quizá tu estudio no incluía suficientes participantes, o porque el efecto es más sutil de lo que pensabas, o porque ese nutriente solo es eficaz en determinadas personas (como aquellas que tienen una deficiencia de ese nutriente, cuando has incluido a otras que no la tienen). En general, el umbral para este riesgo se fija en una probabilidad entre diez (10 %), ya que cuanto más se reduce este umbral, más participantes hay que incluir en el estudio, lo que resulta caro. En general, se prefiere no pasar por alto una molécula eficaz.

Cuando un ensayo controlado aleatorizado da un resultado «estadísticamente significativo» implica un nivel de confianza habitual del 95 % (19 de cada 20) en que el efecto observado no se debe al azar. Por el contrario, si el resultado es «no significativo», no significa necesariamente que el nutriente no funcione; puede significar simplemente que no tenemos pruebas suficientes para estar seguros del efecto, ya sea porque el ensayo no fue lo bastante grande, porque el efecto del nutriente es débil o porque la variabilidad en la respuesta de los pacientes es grande.

Un ensayo controlado aleatorizado se denomina «de brazos cruzados» cuando los participantes de cada grupo intercambian su tratamiento (el tratamiento activo o el placebo) en la segunda parte del estudio, sin saber en ningún momento qué tratamiento están recibiendo realmente.

Metaanálisis

A continuación, pasamos al siguiente nivel con el metaanálisis. Agrupamos los ensayos controlados aleatorizados, como si todos los participantes formaran parte de un gran ensayo. Observamos si, en promedio, todos los participantes que recibieron el nutriente mejoran más que los que recibieron el placebo.

Sin embargo, la persona media no existe. Es muy posible que este promedio oculte en realidad un porcentaje del 5 al 15 % de personas que mejoran mucho y el resto no mejora en absoluto, o que la mayoría de los participantes mejore un poco.

Metaanálisis paraguas

Los metaanálisis paraguas agrupan varios metaanálisis publicados. Comparan sus resultados y su calidad, para poder llegar a una conclusión definitiva sobre la eficacia. Gracias a unos metaanálisis paraguas se concluyó, por ejemplo, que la vitamina D y los probióticos son eficaces para la salud mental.

Calidad de los estudios

Para complicar aún más las cosas, los estudios tienen una calidad variable. En algunos, no estamos seguros de que la distribución de los participantes en los grupos se haya realizado de forma totalmente aleatoria, ni de que las personas encargadas de evaluar a los participantes no tuvieran realmente conocimiento del tratamiento recibido (en el caso de los omega-3, por ejemplo, si el placebo no sabe a aceite de pescado, mientras que el grupo experimental toma ese mismo aceite, el grupo placebo notará la diferencia…) o que las pruebas estadísticas hayan tenido en cuenta a todos los participantes que empezaron el estudio, y no solo a los que lo terminaron. Podría existir el riesgo de tener en cuenta al final del estudio solo los «buenos respondedores» y concluir que el tratamiento es eficaz, cuando las personas que no respondieron no lo acabaron.

Un metaanálisis publicado en 2023 en la prestigiosa revista *British Medical Journal* (*BMJ Mental Health*[265]), que incluyó 135 estudios y 12 583 participantes de ambos sexos, informó de una respuesta global muy alta al placebo. El 37 % de los participantes respondieron en promedio al placebo, y el 24 % incluso alcanzaron la remisión, es decir, la desaparición casi completa del trastorno.

Sin embargo, es importante señalar que los estudios de imagen cerebral han demostrado que el efecto placebo puede inducir cambios neurobiológicos reales en el cerebro, similares a los observados con tratamientos activos para la depresión, como el aumento de la actividad en las regiones cerebrales asociadas a la regulación del estado de ánimo[266].

Clasificación de las revistas científicas

En este libro, he optado por señalar el nivel de calidad de algunas revistas científicas cuando este era bueno o muy bueno. Se trata de uno de los criterios (no el único) que puede aumentar la confianza en los resultados expuestos. Las revistas mejor valoradas son también aquellas que cuentan con los procesos de selección más rigurosos y, por tanto, cuyos artículos tendrán mayor impacto en la comunidad científica. Si bien es posible que se publiquen artículos científicos de gran calidad en revistas menos prestigiosas, lo contrario es excepcional.

¿Cómo se clasifican las revistas científicas? Una clasificación denominada *Journal Citation Reports* (*JCR*) de Clarivate, de acceso abierto, clasifica cada año las revistas de una misma disciplina, ya que no tiene sentido comparar revistas de psiquiatría, cardiología u oncología, por ejemplo, ya que algunas disciplinas son mucho más citadas que otras debido, entre otras cosas, a que la financiación de la investigación es mayor.

La calidad de un artículo científico se evalúa en parte por el número de veces que se cita en un periodo determinado (por ejemplo, dos años después de su publicación) y una revista se puntúa en función de la suma total de citas de los artículos que ha publicado en un periodo determinado. A continuación, las revistas se clasifican de primera a última según sus puntuaciones. Dado que el número de revistas varía de una disciplina a otra y de un año a otro, la clasificación se expresa sobre 100.

Por ejemplo, si indico «top 3 %», significa que la revista se encuentra entre las tres mejores de 100 revistas científicas de la disciplina (si en realidad hay 150 revistas en esa disciplina, se clasificará entre las cuatro primeras). La relación con 100 permite, por tanto, comparar la calidad de las revistas independientemente de su disciplina.

Cuando indico «top 25 %» (también denominado «primer cuartil»), significa que la revista se encuentra en el primer cuartil de las revistas científicas de mayor calidad de su disciplina, lo cual es un criterio que suelen utilizar los laboratorios de investigación para evaluar la calidad de las publicaciones científicas.

ANEXO 2

Unidades de medida e ingesta nutricional diaria recomendada según la EFSA para los nutrientes presentes en este libro

Nutriente	Población objetivo	Sexo	AR o AS	PRI	UL
EPA, DHA	Adultos	M + F	250 mg/día DHA + EPA (IS)	NA	ND
Yodo	Adultos	M + F	150 µg/día (IS)	NA	600 µg/día
Zinc	(LPI 300 mg/día)	M	7,5 mg/día (IR)	9,4 mg/día	25 mg/día
Zinc	(LPI 600 mg/día)	M	9,3 mg/día (IR)	11,7 mg/día	25 mg/día
Zinc	(LPI 900 mg/día)	M	11 mg/día (IR)	14 mg/día	25 mg/día
Zinc	(LPI 1.200 mg/día)	M	12,7 mg/día (IR)	16,3 mg/día	25 mg/día
Zinc	(LPI 300 mg/día)	F	6,2 mg/día (IR)	7,5 mg/día	25 mg/día
Zinc	(LPI 600 mg/día)	F	7,6 mg/día (IR)	9,3 mg/día	25 mg/día
Zinc	(LPI 900 mg/día)	F	8,9 mg/día (IR)	11 mg/día	25 mg/día

Nutriente	Población objetivo	Sexo	AR o AS	PRI	UL
Zinc	(LPI 1.200 mg/día)	F	10,2 mg/día (IR)	12,7 mg/día	25 mg/día
Cobalamina (B12)	Adultos	M + F	4 μg/día (IS)	NA	ND
Folato	Adultos	M + F	250 μg EFA/día	330 μg EFA/día	1.000 μg/día
Vitamina B6	Adultos	M	1,5 mg/día (IR)	1,7 mg/día	25 mg/día
Vitamina B6	Adultos	F	1,3 mg/día (IR)	1,6 mg/día	25 mg/día
Vitamina D	Adultos	M + F	15 μg/día (600 UI) (IS)	NA	100 μg/día (4.000 UI)

DHA: ácido docosahexaenoico.

EFA: equivalente de folato alimentario.

EPA: ácido eicosapentaenoico.

IR: ingesta de referencia. Ingesta diaria recomendada de un nutriente en mg (miligramos) y μg (microgramos).

IS: ingesta suficiente. Nivel de ingesta basado en estimaciones o experiencias observadas que se supone que garantizan un estado nutricional adecuado. Es la cantidad recomendada de un nutriente cuando no hay datos científicos suficientes para establecer una ingesta de referencia (IR). Se utiliza cuando no hay pruebas científicas suficientes para desarrollar una PRI.

LPI: *level of phytate intake*, nivel de ingesta de fitatos. Los fitatos, o ácido fítico, se encuentran en muchos alimentos vegetales y son conocidos por unirse a minerales como el zinc, el hierro y el calcio, lo que puede reducir su absorción por el organismo.

mg: miligramo = 1000 microgramos.

μg: microgramo. 1 μg de vitamina D: 40 UI.

NA: no aplicable.

ND: no disponible.

PRI: *population reference intake*, ingesta de referencia para la población. Ingesta media estimada suficiente para satisfacer las necesidades nutricionales de prácticamente todas las personas sanas de una población determinada.

UFC: en el ámbito de los probióticos, UFC significa «unidades formadoras de colonias». Se trata de una medida utilizada para cuantificar el número de bacterias vivas presentes en un producto probiótico. Las UFC indican cuántas bacterias son capaces de multiplicarse y formar colonias, lo que es un modo de determinar su viabilidad y su potencial para aportar beneficios a la salud.

UI: unidades internacionales. 1 UI de vitamina D = 0,025 µg de vitamina D.

UL: *upper level*, nivel superior tolerable. El nivel máximo de ingesta diaria que no es susceptible de presentar un riesgo de efectos indeseables para la salud de la mayoría de las personas de la población general.

Notas bibliográficas

1. Liu Q. *et al.*, «Changes in the global burden of depression from 1990 to 2017: Findings from the Global Burden of Disease study», *J. Psychiatr. Res.*, 2020, 126, pp. 134-140.
2. Jorm A. F. *et al.*, «Has increased provision of treatment reduced the prevalence of common mental disorders? Review of the evidence from four countries», *World Psychiatry*, 2017, 16, pp. 90-99.
3. Firth J. *et al.*, «The efficacy and safety of nutrient supplements in the treatment of mental disorders: A meta-review of meta-analyses of randomized controlled trials», *World Psychiatry Off J. World Psychiatr. Assoc. WPA*, 2019, 18, pp. 308-324.
4. Sarris J. *et al.*, «Clinician guidelines for the treatment of psychiatric disorders with nutraceuticals and phytoceuticals: The World Federation of Societies of Biological Psychiatry (WFSBP) and Canadian Network for Mood and Anxiety Treatments (CANMAT) taskforce», *World J. Biol. Psychiatry Off J World Fed. Soc. Biol. Psychiatry*, 2022, pp. 1-32.
5. Fond G. *et al.*, «Adjunctive agents to antipsychotics in schizophrenia: A systematic umbrella review and recommendations for amino acids, hormonal therapies and anti-inflammatory drugs», *BMJ Ment. Health*, 2023, 26, p. e300771.
6. Eslamian G. *et al.*, «Effects of coadministration of DHA and vitamin E on spermatogram, seminal oxidative stress, and sperm phospholipids in asthenozoospermic men: a randomized controlled trial», *Am. J. Clin. Nutr.*, 2020, 112, pp. 707-719. González-Ravina C. *et al.*, «Effect of dietary supplementation with a highly pure and concentrated docosahexaenoic acid (DHA) supplement on human sperm function», *Reprod. Biol.*, 2018, 18, pp. 282-288.
7. Martínez-Soto J. C. *et al.*, «Dietary supplementation with docosahexaenoic acid (DHA) improves seminal antioxidant status and decreases sperm DNA fragmentation», *Syst. Biol. Reprod. Med.*, 2016, 62, pp. 387-395.
8. Heshmati J. *et al.*, «Omega-3 fatty acids supplementation and oxidative stress parameters: A systematic review and meta-analysis of clinical trials», *Pharmacol. Res.*, 2019, 149, pp. 104462.

9. Arterburn L. M. *et al.*, «Distribution, interconversion, and dose response of n-3 fatty acids in humans», *Am. J. Clin. Nutr.*, 2006, 83, pp. 1467S-1476S.

10. Carver J. D. *et al.*, «The relationship between age and the fatty acid composition of cerebral cortex and erythrocytes in human subjects», *Brain Res. Bull.*, 2001, 56, pp. 79-85.

11. Worm B. *et al.*, «Rebuilding global fisheries», *Science*, 2009, 325, pp. 578-585.

12. Hamilton H. A. *et al.*, «Systems approach to quantify the global omega-3 fatty acid cycle», *Nat. Food*, 2020, 1, pp. 59-62.

13. *Ibid.*

14. McDonnell S. L. *et al.*, «Cross-sectional study of the combined associations of dietary and supplemental eicosapentaenoic acid + docosahexaenoic acid on Omega-3 Index», *Nutr. Res. N. Y. N.*, 2019, 71, pp. 43-55.

15. Dempsey M. *et al.*, «The influence of dietary and supplemental omega-3 fatty acids on the omega-3 index: A scoping review», *Front. Nutr.*, 2023, 10, pp. 1072653.

16. Arterburn L. M. *et al.*, «Distribution, interconversion, and dose response of n-3 fatty acids in humans», art. cit.

17. *Ibid.*

18. Linus Pauling Institute, *Micronutrient Inadequacies in the US Population: An Overview*, Linus Pauling Institute, 2018 (https://lpi.oregonstate.edu/mic/micronutrient-inadequacies/overview).

19. Block R. C., Harris W. S., Pottala J. V., «Clinical investigation: Determinants of blood cell omega-3 fatty acid content», *Open Biomark J.*, 2008, 1, p. 6. Flock M. R. *et al.*, «Determinants of erythrocyte omega-3 fatty acid content in response to fish oil supplementation: A dose-response randomized controlled trial», *J. Am. Heart Assoc.*, 2013, 2, p. e000513.

20. Micha R., Khatibzadeh S., Shi P. *et al.*, «Global, regional, and national consumption levels of dietary fats and oils in 1990 and 2010: A systematic analysis including 266 country-specific nutrition surveys», *BMJ*, 2014, 348, p. g2272.

21. Stark K. D. *et al.*, «Global survey of the omega-3 fatty acids, docosahexaenoic acid and eicosapentaenoic acid in the blood stream of healthy adults», *Prog. Lipid. Res.*, 2016, 63, pp. 132-152.

22. Harris W. S., Von Schacky C., «The omega-3 index: A new risk factor for death from coronary heart disease?», *Prev. Med.*, 2004, 39, pp. 212-220.

23. Siscovick D. S. *et al.*, «Dietary intake and cell membrane levels of long-chain n-3 polyunsaturated fatty acids and the risk of primary cardiac arrest», *JAMA*, 1995, 274, pp. 1363-1367.

24. Stark K. D. *et al.*, «Global survey of the omega-3 fatty acids, docosahexaenoic acid and eicosapentaenoic acid in the blood stream of healthy adults», art. cit.

25. Murphy R. A. *et al.*, «Long-chain omega-3 fatty acid serum concentrations across life stages in the USA: An analysis of NHANES 2011-2012», *BMJ Open*, 2021, 11, p. e043301.

26. Murphy R. A. *et al.*, «Serum long chain omega-3 fatty acids and depression among adults in the United States: An analysis of NHANES 2011–2012», *J. Affect. Disord. Rep.*, 2021, 4, p. 100089.

27. Murphy R. A. *et al.*, «Long-chain omega-3 fatty acid serum concentrations across life stages in the USA: An analysis of NHANES 2011-2012», art. cit.

28. Winkler J. T., «The most hidden of all the hidden hungers: The global deficiency in dha and epa and what to do about it», *World Rev. Nutr. Diet*, 2017, 118, pp. 123-130

29. *Ibid*.

30. Arterburn L. M. *et al.*, «Distribution, interconversion, and dose response of n-3 fatty acids in humans 23», art. cit.

31. Andriambelo B., Stiffel M., Roke K., Plourde M., «New perspectives on randomized controlled trials with omega-3 fatty acid supplements and cognition: A scoping review», *Ageing Res. Rev.*, 2023, 85, p. 101835.

32. Dempsey M. *et al.*, «The influence of dietary and supplemental omega-3 fatty acids on the omega-3 index: A scoping review», art. cit.

33. Katan M. B. *et al.*, «Kinetics of the incorporation of dietary fatty acids into serum cholesteryl esters, erythrocyte membranes, and adipose tissue: An 18-month controlled study», *J. Lipid. Res.*, 1997, 38, pp. 2012-222. Browning L. M. *et al.*, «Incorporation of eicosapentaenoic and docosahexaenoic acids into lipid pools when given as supplements providing doses equivalent to typical intakes of oily fish», *Am. J. Clin. Nutr.*, 2012, 96, pp. 748-758.

34. Papanikolaou Y. *et al.*, «U.S. adults are not meeting recommended levels for fish and omega-3 fatty acid intake: Results of an analysis using observational data from NHANES 2003-2008», *J. Nutr.*, 2014, 13, p. 31.

35. Flock M. R. *et al.*, «Determinants of erythrocyte omega-3 fatty acid content in response to fish oil supplementation: A dose-response randomized controlled trial», *J. Am. Heart Assoc.*, 2013, 2, p. e000513.

36. *Ibid*.

37. Arterburn L. M. *et al.*, «Distribution, interconversion, and dose response of n-3 fatty acids in humans 23», art. cit.

38. Moriguchi T. *et al.*, «Effects of an n-3-deficient diet on brain, retina, and liver fatty acyl composition in artificially reared rats», *J. Lipid Res.*, 2004, 45, pp. 1437-1445.

39. Arterburn L. M. *et al.*, «Distribution, interconversion, and dose response of n-3 fatty acids in humans 23», art. cit.

40. Browning L. M. *et al.*, «Incorporation of eicosapentaenoic and docosahexaenoic acids into lipid pools when given as supplements providing doses equivalent to typical intakes of oily fish», *Am. J. Clin. Nutr.*, 2012, 96, pp. 748-758.

41. Arterburn L. M. *et al.*, «Distribution, interconversion, and dose response of n-3 fatty acids in humans 23», art. cit.

42. Anses, Avis de l'Anses. Saisine N° 2012-SA-0142, 13 marzo 2015 (NUT2012sa0142. pdf).

43. Anses, Note d'appui scientifique et technique de l'Anses. Demande n° 2022- AST-0099, 26 octubre 2022 (NUT2022AST0099.pdf).

44. Anses, «Vitamine D: pourquoi et comment assurer un apport suffisant?», 2 marzo 2022 (https://www.anses.fr/fr/content/vitamine-d-pourquoi-et- comment-assurer-un-apport-suffisant).

45. Anses, Note d'appui scientifique et technique de l'Anses. Demande n° 2023-SA-0154, 7 noviembre 2023 (NUT2023SA0151.pdf.).

46. Linus Pauling Institute, «Micronutrient inadequacies in the US Population: An overview», art. cit.

47. Anses, Avis de l'Anses. Saisine N° 2012-SA-0142, *op. cit.*

48. Anses, Note d'appui scientifique et technique de l'Anses. Demande n° 2022-AST-0099, *op. cit.*

49. Linus Pauling Institute, «Micronutrient inadequacies in the US Population: An overview», art. cit.

50. Hou Y. *et al.*, «A dose-response meta-analysis between serum concentration of 25-hydroxy vitamin D and risk of type 1 diabetes mellitus», *Eur. J. Clin. Nutr.*, 2021, 75, pp. 1010-1023.

51. Ren M. *et al.*, «Association between female circulating heavy metal concentration and abortion: a systematic review and meta-analysis», *Front Endocrinol.*, 2023, 14, p. 1216507.

52. «Ingestas nutricionales de referencia», EFSA, 11 diciembre 2024 (https://www. efsa.europa.eu/es/topics/topic/dietary-reference-values).

53. «Dietary reference values for vitamin D», *EFSA Journal*, 2016, 14 (10), e04547.

54. Zhuang Y. *et al.*, «Efficacy of intermittent versus daily vitamin D supplementation on improving circulating 25(OH)D concentration: A Bayesian network meta-analysis of randomized controlled trials», *Front. Nutr.*, 2023, 10, p. 1168115.

55. Sorrenti V. *et al.*, «Vitamin D Physiology, deficiency, genetic influence, and the effects of daily vs. bolus doses of vitamin d on overall health: A clinical approach», Nutraceuticals, 2023, 3, pp. 403-420.

56. Cao X. *et al.*, «Excess folic acid intake increases DNA de novo point mutations», *Cell. Discov.*, 2023, 9, p. 22.

57. Liu W. *et al.*, «Daily folate consumption is associated with reduced all-cause and cardiovascular disease mortality among US adults with diabetes, prediabetes, or insulin resistance», *Nutr. Res. N. Y. N.*, 2023, 114, pp. 71-80.

58. Zhang B. *et al.*, «Associations of dietary folate, vitamin B6 and B12 intake with cardiovascular outcomes in 115664 participants: a large UK population-based cohort», *Eur. J. Clin. Nutr.*, 2023, 77, pp. 299-307.

59. Moazzen S. *et al.*, «Folic acid intake and folate status and colorectal cancer risk: A systematic review and meta-analysis», *Clin. Nutr. Edinb. Scotl.*, 2018, 37, pp. 1926-1934.

60. Cheng Y. *et al.*, «Circulating homocysteine and folate concentrations and risk of type 2 diabetes: A retrospective observational study in Chinese adults and a Mendelian randomization analysis», *Front. Cardiovasc. Med.*, 2022, 9, p. 978998.

61. Anses, Avis de l'Anses. Saisine N° 2012-SA-0142, *op. cit.*

62. *Ibid.*

63. Linus Pauling Institute, «Micronutrient inadequacies in the US Population: An overview», art. cit.

64. *Ibid.*

65. Wu Y. *et al.*, «Associations of dietary vitamin B1, vitamin B2, vitamin B6, and vitamin B12 with the risk of depression: A systematic review and meta-analysis», *Nutr. Rev.*, 2022, 80, pp. 351-366.

66. Huang J. *et al.*, «Intakes of folate, vitamin B6, and vitamin B12 and cardio-vascular disease risk: A national population-based cross-sectional study», *Front. Cardiovasc. Med.*, 2023, 10, pp. 1237103.

67. Flores-Torres M. H. *et al.*, «Long-term intake of folate, vitamin B6, and vitamin B12 and the incidence of Parkinson's disease in a sample of U.S. women and men», *Mov. Disord. Off J. Mov. Disord. Soc.*, 2023, 38, pp. 866-879.

68. Scientific Opinion on Dietary Reference Values for vitamin B6. *EFSA Journal*, 2016, 14(6), p. 4485.

69. Wang X. *et al.*, «Zinc supplementation improves glycemic control for diabetes prevention and management: A systematic review and meta-analysis of randomized controlled trials», *Am. J. Clin. Nutr.*, 2019, 110, pp. 76-90.

70. Zarezadeh M. *et al.*, «Investigation of the clinical efficacy of Zn supplementation in improvement of oxidative stress parameters: A systematic review and dose-response meta-analysis of controlled clinical trials», *Int. J. Clin. Pract.*, 2021, 75, p. e14777.

71. Hosseini R. *et al.*, «Zinc supplementation is associated with a reduction in serum markers of inflammation and oxidative stress in adults: A systematic review and meta-analysis of randomized controlled trials», *Cytokine*, 2021, 138, p. 155396.

72. Nazari M. *et al.*, «Zinc supplementation and cardiovascular disease risk factors: A GRADE-assessed systematic review and dose-response meta-analysis», *J. Trace Elem. Med. Biol. Organ. Soc. Miner. Trace Elem. GMS*, 2023, 79, p. 127244.

73. Pompano L. M., Boy E., «Effects of dose and duration of zinc interventions on risk factors for type 2 diabetes and cardiovascular disease: A systematic review and meta-analysis», *Adv. Nutr. Bethesda Md.*, 2021, 12, pp. 141-160.

74. Heidari Seyedmahalleh M. *et al.*, «The effect of zinc supplementation on lipid profiles in patients with type 2 diabetes mellitus: A systematic review and dose-response meta-analysis of randomized clinical trials», *Adv. Nutr. Bethesda Md.*, 2023, 14, pp. 1374-1388.

75. Iring-Varga B. *et al.*, «The antidepressant effect of short- and long-term zinc exposition is partly mediated by P2X7 receptors in male mice», *Front Pharmacol.*, 2023, 14, p. 1241406.

76. Zeng L., Zhang L., «Efficacy and safety of zinc supplementation for adults, children and pregnant women with HIV infection: Systematic review», *Trop. Med. Int. Health TM IH*, 2011, 16, pp. 1474-1482.

77. Da Silva de Vargas L. *et al.*, «Effects of zinc supplementation on inflammatory and cognitive parameters in middle-aged women with overweight or obesity», *Nutrients*, 2023, 15, p. 4396.

78. Ren M. *et al.*, «Association between female circulating heavy metal concentration and abortion: A systematic review and meta-analysis», art. cit.

79. Andersen M. K. *et al.*, «Simultaneous detection of zinc and its pathway metabolites using MALDI MS imaging of prostate tissue», *Anal. Chem.*, 2020, 92, pp. 3171-3179.

80. Zarezadeh M. *et al.*, «Investigation of the clinical efficacy of Zn supplementation in improvement of oxidative stress parameters: A systematic review and dose-response meta-analysis of controlled clinical trials», art. cit.

81. Fernández-Cao J. C. *et al.*, «Zinc intake and status and risk of type 2 diabetes mellitus: A systematic review and meta-analysis», *Nutrients*, 2019, 11, p. 1027

82. «Ingestas nutricionales de referencia», EFSA, art. cit.

83. Anses, Note d'appui scientifique et technique de l'Anses. Demande n° 2023-SA-0114, *op. cit.*

84. Siepmann M. *et al.*, «The pharmacokinetics of zinc from zinc gluconate: a comparison with zinc oxide in healthy men», *Int. J. Clin. Pharmacol. Ther.*, 2005, 43, pp. 562-565.

85. Wegmüller R. *et al.*, «Zinc absorption by young adults from supplemental zinc citrate is comparable with that from zinc gluconate and higher tan from zinc oxide», *J. Nutr.*, 2014, 144, pp. 132-136

86. Bode H. *et al.*, «Association of hypothyroidism and clinical depression: A systematic review and meta-analysis», *JAMA Psychiatry*, 2021, 78, pp. 1375-1383.

87. Riis J. *et al.*, «Long-term iodine nutrition is associated with longevity in older adults: A 20 years' follow-up of the Randers-Skagen study», *Br. J. Nutr.*, 2021, 125, pp. 260-265

88. «Ingestas nutricionales de referencia», EFSA, art. cit.

89. ENIDE: Encuesta Nacional de Ingesta Dietética Española 2011, AESAN.

90. Dopter A., El Ouadrhiri Y., Margaritis I., «La consommation d'algues peut-elle conduire à un excès d'apport en iode?», *Cah. nutr. diététique*, 2021, 56, pp. 220-225.

91. Wruck W., Adjaye J., «Meta-analysis of human prefrontal cortex reveals activation of GFAP and decline of synaptic transmission in the aging brain», *Acta Neuropathol. Commun.*, 2020, 8, p. 26.

92. Hosseini M. *et al.*, «Blood fatty acids in Alzheimer's disease and mild cognitive impairment: A meta-analysis and systematic review», *Ageing Res. Rev.*, 2020, 60, p. 101043.

93. Wei B.-Z., Li L.,Dong C.-W., Tan C.-C., Alzheimer's Disease Neuroimaging Initiative, Xu W., «The relationship of omega-3 fatty acids with dementia and cognitive decline: Evidence from prospective cohort studies of supplementation, dietary intake, and blood markers», *Am. J. Clin. Nut.*, 2023, 117, pp. 1096-1109.

94. *Ibid.*

95. He X. *et al.*, «The effect of n-3 polyunsaturated fatty acid supplementation on cognitive function outcomes in the elderly depends on the baseline omega-3 index», *Food Funct.*, 2023, 14 (21), pp. 9506-9517.

96. Zhu R.-Z. *et al.*, «Dietary fatty acids and risk for Alzheimer's disease, dementia, and mild cognitive impairment: A prospective cohort meta-analysis», *Nutr. Burbank Los Angeles City Calif.*, 2021, 90, p. 111355.

97. Zhang X. *et al.*, «Effect of n-3 long-chain polyunsaturated fatty acids on mild cognitive impairment: A meta-analysis of randomized clinical trials», *Eur. J. Clin. Nutr.*, 2020, 74, pp. 548-554.

98. Tseng P.-T. *et al.*, «Efficacy and acceptability of anti-inflammatory eicosapentaenoic acid for cognitive function in Alzheimer's dementia: A network meta-analysis of randomized, placebo-controlled trials with omega-3 fatty acids and FDA-approved pharmacotherapy», *Brain Behav. Immun.*, 2023, 111, pp. 352-364.

99. Li S. *et al.*, «The preventive efficacy of vitamin B supplements on the cognitive decline of elderly adults: A systematic review and meta-analysis», *BMC Geriatr.*, 2021, 21, p. 367.

100. Wang Z. *et al.*, «B vitamins and prevention of cognitive decline and incident dementia: A systematic review and meta-analysis», *Nutr. Rev.*, 2022, 80, pp. 931-949.

101. De Jager C. A. *et al.*, «Cognitive and clinical outcomes of homocysteine- lowering B-vitamin treatment in mild cognitive impairment: a randomized controlled trial», *Int. J. Geriatr. Psychiatry*, 2012, 27, pp. 592-600.

102. Liu N. *et al.*, «Vitamin D receptor gene polymorphisms and risk of Alzheimer disease and mild cognitive impairment: A systematic review and meta-analysis», *Adv. Nutr. Bethesda Md.*, 2021, 12, pp. 2255-2264.

103. Terao I., Kodama W., «Comparative efficacy, tolerability, and acceptability of donanemab, lecanemab, aducanumab, melatonin, and aerobic exercise for a short time on cognitive function in mild cognitive impairment and mild Alzheimer's disease: A systematic review and network meta-analysis», *J. Alzheimers Dis. JAD*, 2024, 98, pp. 825-835.

104. Park S.-K. *et al.*, «A combination of green tea extract and l-theanine improves memory and attention in subjects with mild cognitive impairment: a double-blind placebo-controlled study», *J. Med. Food*, 2011, 14, pp. 334-343.

105. Jennings A. *et al.*, «Changing from a Western to a Mediterranean-style diet does not affect iron or selenium status: Results of the new dietary strategies addressing the specific needs of the elderly population for healthy aging in europe (NU-AGE) 1-year randomized clinical trial in elderly Europeans», *Am. J. Clin. Nut.*, 2020, 111, pp. 98-109.

106. Gholami A. *et al.*, «A systematic review and dose-response meta-analysis of the effect of selenium supplementation on serum concentration of C-reactive protein», *J. Trace Elem. Med. Biol. Organ. Soc. Miner. Trace Elem. GMS*, 2023, 80, p. 127273.

107. Pereira M. E. *et al.*, «Effects of selenium supplementation in patients with mild cognitive impairment or Alzheimer's disease: A systematic review and meta-analysis», *Nutrients*, 2022, 14, p. 3205.

108. Gong Y. *et al.*, «Selenium concentration, dietary intake and risk of hepatocellular carcinoma: A systematic review with meta-analysis», *Nutr. Hosp.*, 2019, 36, pp. 1430-1437.

109. Bai Z.-G. *et al.*, «Omega-3 polyunsaturated fatty acids and reduction of depressive symptoms in older adults: A systematic review and meta-analysis», *J. Affect. Disord.*, 2018, 241, pp. 241-248.

110. Bae J.-H., Kim G., «Systematic review and meta-analysis of omega-3-fatty acids in elderly patients with depression», *Nutr. Res. N. Y. N.*, 2018, 50, pp. 1-9.

111. Zamoscik V. *et al.*, «Tryptophan-enriched diet or 5-hydroxytryptophan supplementation given in a randomized controlled trial impacts social cognition on a neural and behavioral level», *Sci. Rep.*, 2021, 11, p. 21637.

112. Almulla A. F. *et al.*, «The tryptophan catabolite or kynurenine pathway in Alzheimer's disease: A systematic review and meta-analysis», *J. Alzheimers Dis. JAD*, 2022, 88, pp. 1325-1339.

113. Arenas-Jal M., Suñé-Negre J. M., García-Montoya E., «Coenzyme Q10 supplementation: Efficacy, safety, and formulation challenges», *Compr. Rev. Food Sci. Food Saf.*, 2020, 19, pp. 574-594.

114. Zhang T. *et al.*, «Efficacy and safety of coenzyme Q10 supplementation in the treatment of polycystic ovary syndrome: A systematic review and meta-analysis», *Reprod. Sci. Thousand Oaks Calif.*, 2023, 30, pp. 1033-1048.

115. Mah J., Pitre T., «Oral magnesium supplementation for insomnia in older adults: A systematic review and meta-analysis», *BMC Complement. Med. Ther.*, 2021, 21, p. 125.

116. Kyu H. *et al.*, «Global, regional, and national disability-adjusted life-years (DALYs) for 359 diseases and injuries and healthy life expectancy (HALE) for 195 countries and territories: A systematic analysis for the Global Burden of Disease Study 2017», *The Lancet*, 2018, 392, pp. 1859-1922.

117. Trivedi M. H. *et al.*, «Evaluation of outcomes with citalopram for depression using measurement-based care in STAR*D: Implications for clinical practice», *Am. J. Psychiatry*, 2006, 163, pp. 28-40.

118. Ibarra O. *et al.*, «The Mediterranean diet and micronutrient levels in depressive patients», *Nutr. Hosp.*, 2014, 31, pp. 1171-1175.

119. Papanikolaou Y. *et al.*, «U.S. adults are not meeting recommended levels for fish and omega-3 fatty acid intake: Results of an analysis using observational data from NHANES 2003-2008», art. cit.

120. Sarris J. *et al.*, «Clinician guidelines for the treatment of psychiatric disorders with nutraceuticals and phytoceuticals: The World Federation of Societies of Biological Psychiatry (WFSBP) and Canadian Network for Mood and Anxiety Treatments (CANMAT) Taskforce», art. cit.

121. Mischoulon D. *et al.*, «A double-blind, randomized controlled clinical trial comparing eicosapentaenoic acid versus docosahexaenoic acid for depression», *J. Clin. Psychiatry*, 2015, 76 (1), pp. 54-61.

122. Liao Y. *et al.*, «Efficacy of omega-3 PUFAs in depression: A meta-analysis», *Transl. Psychiatry*, 2019, 9, p. 190.

123. Luo X.-D. *et al.*, «High-dose omega-3 polyunsaturated fatty acid supplementation might be more superior than low-dose for major depressive disorder in early therapy period: a network meta-analysis», *BMC Psychiatry*, 2020, 20, p. 248.

124. Guu T.-W. *et al.*, «International society for nutritional psychiatry research practice guidelines for omega-3 fatty acids in the treatment of major depressive disorder», *Psychother. Psychosom.*, 2019, 88, pp. 263-273.

125. Musazadeh V. *et al.*, «Vitamin D protects against depression: Evidence from an umbrella meta-analysis on interventional and observational meta-analyses», *Pharmacol. Res.*, 2023, 187, p. 106605.

126. Moslemi E. *et al.*, «Efficacy of vitamin D supplementation as an adjunct therapy for improving inflammatory and oxidative stress biomarkers: An umbrella meta-analysis», *Pharmacol. Res.*, 2022, 186, p. 106484.

127. Mansournia M. A. *et al.*, «The effects of vitamin d supplementation on biomarkers of inflammation and oxidative stress in diabetic patients: A systematic review and meta-analysis of randomized controlled trials», *Horm. Metab. Res. Horm. Stoffwechselforschung Horm. Metab.*, 2018, 50, pp. 429-440.

128. Wu Z. *et al.*, «The association between vitamin D concentration and pain: a systematic review and meta-analysis», *Public Health Nutr.*, 2018, 21, pp. 2022-2037.

129. Fu N. *et al.*, «Association between vitamin D concentration and delirium in hospitalized patients: A meta-analysis», *PloS One*, 2023, 18, p. e0281313.

130. Hung K-C. *et al.*, «Association of preoperative vitamin D deficiency with the risk of postoperative delirium and cognitive dysfunction: A meta-analysis», *J. Clin. Anesth.*, 2022, 79, p. 110681.

131. Wang R. *et al.*, «The effect of vitamin D supplementation on primary depression: A meta-analysis», *J. Affect. Disord.*, 2024, 344, pp. 653-661.

132. Putranto R. *et al.*, «The effect of vitamin D supplementation on symptoms of depression in patients with type 2 diabetes mellitus: A systematic review and meta-analysis of randomized controlled trials», *Acta Medica Indones*, 2022, 54, pp. 574-584.

133. Sartini M. *et al.*, «Preventive vitamin D supplementation and risk for Covid-19 infection: A systematic review and meta-analysis», *Nutrients*, 2024, 16, p. 679.

134. Gomaa AA. *et al.*, «Pharmacological evaluation of vitamin D in Covid-19 and long Covid-19: Recent studies confirm clinical validation and highlight metformin to improve VDR sensitivity and efficacy», *Inflammopharmacology*, 2024, 32, pp. 249-271.

135. Meng J. *et al.*, «The role of vitamin D in the prevention and treatment of SARS-CoV-2 infection: A meta-analysis of randomized controlled trials», *Clin. Nutr. Edinb. Scotl.*, 2023, 42, pp. 2198-2206.

136. Safari S. *et al.*, «Effects of vitamin D supplementation on metabolic parameters, serum irisin and obesity values in women with subclinical hypothyroidism : A double-blind randomized controlled trial», *Front. Endocrinol.*, 2023, 14, p. 1306470.

137. Tang J. *et al.*, «Effects of vitamin D supplementation on autoantibodies and thyroid function in patients with Hashimoto's thyroiditis: A systematic review and meta-analysis», *Medicine (Baltimore)*, 2023, 102 (52), p. e36759.

138. Serra M. O. *et al.*, «Effect of vitamin D supplementation on blood pressure in hypertensive individuals with hypovitaminosis D: A systematic review and meta-analysis», *J. Hypertens.*, 2024, 42, pp. 594-604.

139. Sarris J. *et al.*, «Clinician guidelines for the treatment of psychiatric disorders with nutraceuticals and phytoceuticals: The World Federation of Societies of Biological Psychiatry (WFSBP) and Canadian Network for Mood and Anxiety Treatments (CANMAT) Taskforce», art. cit.

140. Altaf R. *et al.*, «Folate as adjunct therapy to SSRI/SNRI for major depressive disorder: Systematic review and meta-analysis», *Complement Ther. Med.*, 2021, 61, p. 102770.

141. Maruf AA. *et al.*, «Systematic review and meta-analysis of L-methylfolate augmentation in depressive disorders», *Pharmacopsychiatry*, 2022, 55, pp. 139-147.

142. Sarris J. *et al.*, «Clinician guidelines for the treatment of psychiatric disorders with nutraceuticals and phytoceuticals: The World Federation of Societies of Biological Psychiatry (WFSBP) and Canadian Network for Mood and Anxiety Treatments (CANMAT) Taskforce», art. cit.

143. Sarris J. *et al.*, «Clinician guidelines for the treatment of psychiatric disorders with nutraceuticals and phytoceuticals: The World Federation of Societies of Biological Psychiatry (WFSBP) and Canadian Network for Mood and Anxiety Treatments (CANMAT) Taskforce», art. cit.

144. Da Silva de Vargas L. *et al.*, «Zinc supplementation combined with antidepressant drugs for treatment of patients with depression: a systematic review and meta-analysis», *Nutr. Rev.*, 2021, 79, pp. 1-12.

145. Yosaee S. *et al.*, «Zinc in depression. From development to treatment: A comparative/dose response meta-analysis of observational studies and randomized controlled trials», *Gen. Hosp. Psychiatry*, 2022, 74, pp. 110-117.

146. Sarris J. *et al.*, «Clinician guidelines for the treatment of psychiatric disorders with nutraceuticals and phytoceuticals: The World Federation of Societies of Biological Psychiatry (WFSBP) and Canadian Network for Mood and Anxiety Treatments (CANMAT) Taskforce», art. cit.

147. Wang H. *et al.*, «Protective role of antioxidant supplementation for depression and anxiety: A meta-analysis of randomized clinical trials», *J. Affect. Disord.*, 2023, 323, pp. 264-279.

148. Ogawa S. *et al.*, «Plasma L-tryptophan concentration in major depressive disorder: New data and meta-analysis», *J. Clin Psychiatry*, 2014, 75, pp. e906-915.

149. Sutanto C. N., Loh W. W., Kim J. E., «The impact of tryptophan sup- plementation on sleep quality: A systematic review, meta-analysis, and meta-regression», *Nutr. Rev.*, 2022, 80, pp. 306-316.

150. Sutanto C. N. *et al.*, «The impact of 5-hydroxytryptophan supplementation on sleep quality and gut microbiota composition in older adults: A randomized controlled trial», *Clin. Nutr. Edinb. Scotl.*, 2024, 43, pp. 593-602.

151. Deza-Araujo Y. I. *et al.*, «Acute tryptophan loading decreases functional connectivity between the default mode network and emotion-related brain regions», *Hum. Brain Mapp*, 2019, 40, pp. 1844-1855.

152. Van Dalfsen J. H., Markus C. R., «Interaction between 5-HTTLPR genotype and cognitive stress vulnerability on sleep quality: Effects of subchronic tryptophan administration», *Int. J. Neuropsychopharmacol.*, 2015, 18, p. pyu057.

153. Feder A. *et al.*, «Tryptophan depletion and emotional processing in healthy volunteers at high risk for depression», *Biol. Psychiatry*, 2011, 69, pp. 804-807.

154. Jaworska N. *et al.*, «Electrocortical effects of acute tryptophan depletion on emotive facial processing in depression-prone individuals», *Eur. Neuropsychopharmacol. J. Eur. Coll. Neuropsychopharmacol.*, 2010, 20, pp. 473-886.

155. Spring B. *et al.*, «Effect of tryptophan depletion on smokers and non-smokers with and without history of major depression», *Biol. Psychiatry*, 2007, 61, pp. 70-77.

156. Soh N. L, Walter G., «Tryptophan and depression: Can diet alone be the answer ?», *Acta Neuropsychiatr.*, 2011, 23, pp. 3-11.

157. Wurtman R. J., Hefti F., Melamed E., «Precursor control of neurotransmitter synthesis», *Pharmacol. Rev.*, 1980, 32, pp. 315-335.

158. Shaw K., Turner J., Del Mar C., «Are tryptophan and 5-hydroxytryptophan effective treatments for depression? A meta-analysis», *Aust. N.-Z. J. Psychiatry*, 2002; 36, pp. 488-491.

159. Ugartemendia L. *et al.*, «SLC6A4 polymorphisms modulate the efficacy of a tryptophan-enriched diet on age-related depression and social cognition», *Clin. Nutr. Edinb. Scotl.*, 2021, 40, pp. 1487-1494.

160. Sarris J. *et al.*, «Clinician guidelines for the treatment of psychiatric disorders with nutraceuticals and phytoceuticals: The World Federation of Societies of Biological Psychiatry (WFSBP) and Canadian Network for Mood and Anxiety Treatments (CANMAT) Taskforce», art. cit.

161. Gabriel F. C. *et al.*, «Nutrition and bipolar disorder: A systematic review», *Nutr. Neurosci.*, 2023, 26, pp. 637-651.

162. *Ibid.*

163. *Ibid.*

164. Kishi T. *et al.*, «Omega-3 fatty acids for treating residual depressive symptoms in adult patients with bipolar disorder: A systematic review and meta-analysis of double-blind randomized, placebo-controlled trials», *Bipolar Disord.*, 2021, 23, pp. 730-731.

165. Yildiz A. *et al.*, «Comparative efficacy and tolerability of pharmacological interventions for acute bipolar depression in adults: a systematic review and network meta-analysis», *Lancet Psychiatry*, 2023, 10, pp. 693-705.

166. Sarris J. *et al.*, «Clinician guidelines for the treatment of psychiatric disorders with nutraceuticals and phytoceuticals: The World Federation of Societies of Biological Psychiatry (WFSBP) and Canadian Network for Mood and Anxiety Treatments (CANMAT) Taskforce», art. cit.

167. Nery F. G. *et al.*, «N-acetylcysteine as an adjunctive treatment for bipolar depression: A systematic review and meta-analysis of randomized controlled trials», *Bipolar Disord.*, 2021, 23, pp. 707-714.

168. Yildiz A. *et al.*, «Comparative efficacy and tolerability of pharmacological interventions for acute bipolar depression in adults: A systematic review and network meta-analysis», art. cit.

169. Mehrpooya M. *et al.*, «Evaluating the effect of coenzyme Q10 augmentation on treatment of bipolar depression: A double-blind controlled clinical trial», *J. Clin. Psychopharmacol.*, 2018, 38, p. 460.

170. Yildiz A. *et al.*, «Comparative efficacy and tolerability of pharmacological interventions for acute bipolar depression in adults: A systematic review and network meta-analysis», art. cit.

171. Sarris J. *et al.*, «Clinician guidelines for the treatment of psychiatric disorders with nutraceuticals and phytoceuticals: The World Federation of Societies of Biological Psychiatry (WFSBP) and Canadian Network for Mood and Anxiety Treatments (CANMAT) Taskforce», art. cit.

172. Leichsenring F. *et al.*, «Borderline personality disorder: A comprehensive review of diagnosis and clinical presentation, etiology, treatment, and current controversies», *World Psychiatry*, 2024, 23, pp. 4-25.

173. Karaszewska D. M., Ingenhoven T., Mocking R. J. T., «Marine omega-3 fatty acid supplementation for borderline personality disorder: A meta-analysis», *J. Clin. Psychiatry*, 2021, 82, p. 32819.

174. Zanarini M. C., Frankenburg F. R., «Omega-3 fatty acid treatment of women with borderline personality disorder: A double-blind, placebo-controlled pilot study», *Am. J. Psychiatry*, 2003, 160, pp. 167-169.

175. Hallahan B. *et al.*, «Omega-3 fatty acid supplementation in patients with recurrent self-harm. Single-centre double-blind randomised controlled trial», *Br. J. Psychiatry*, 2007, 190, pp. 118-122.

176. Su K.-P. *et al.*, «Association of use of omega-3 polyunsaturated fatty acids with changes in severity of anxiety symptoms: A systematic review and meta-analysis», *JAMA Netw Open*, 2018, 1, p. e182327.

177. Bafkar N. *et al.*, «Efficacy and safety of omega-3 fatty acids supplementation for anxiety symptoms: A systematic review and dose-response meta-analysis of randomized controlled trials», *BMC Psychiatry*, 2024, 24, p. 455.

178. Fond G. *et al.*, «Adjunctive agents to antipsychotics in schizophrenia: A systematic umbrella review and recommendations for amino acids, hormonal therapies and anti-inflammatory drugs», art. cit.

179. Sarris J. *et al.*, «Clinician guidelines for the treatment of psychiatric disorders with nutraceuticals and phytoceuticals: The World Federation of Societies of Biological Psychiatry (WFSBP) and Canadian Network for Mood and Anxiety Treatments (CANMAT) Taskforce», art. cit.

180. Etchecopar-Etchart D. *et al.*, «Comprehensive evaluation of 45 augmentation drugs for schizophrenia: A network meta-analysis», *The Lancet- EClinicalMedicine*, 2024, 69, p. 102473.

181. *Ibid.*

182. Shamabadi A. *et al.*, «L-theanine adjunct to risperidone in the treatment of chronic schizophrenia inpatients: A randomized, double-blind, placebo-controlled clinical trial», *Psychopharmacology (Berl)*, 2023, 240, pp. 2631-2640.

183. Miodownik C. *et al.*, «Serum levels of brain-derived neurotrophic factor and cortisol to sulfate of dehydroepiandrosterone molar ratio associated with clinical response to L-theanine as augmentation of antipsychotic therapy in schizophrenia and schizoaffective disorder patients», *Clin. Neuropharmacol.*, 2011, 34, p. 15560.

184. Sarris J. *et al.*, «Clinician guidelines for the treatment of psychiatric disorders with nutraceuticals and phytoceuticals: The World Federation of Societies of Biological Psychiatry (WFSBP) and Canadian Network for Mood and Anxiety Treatments (CANMAT) Taskforce», art. cit.

185. Li Z. et al., «L-theanine attenuates H2O2-induced inflammation and apoptosis in IPEC-J2 cells via inhibiting p38 MAPK signaling pathway», *Food Chem. Toxicol. Int. J. Publ. Br. Ind. Biol Res Assoc.*, 2024, 186, p. 114561. Wang B. *et al.*, «The protective effect of L-theanine on the intestinal barrier in heat-stressed organisms», *Food Funct.*, 2024, 15, pp. 3036-3049.

186. Miodownik C. *et al.*, «Serum levels of brain-derived neurotrophic factor and cortisol to sulfate of dehydroepiandrosterone molar ratio associated with clinical response to L-theanine as augmentation of antipsychotic therapy in schizophrenia and schizoaffective disorder patients», *Clin. Neuropharmacol.*, 2011, 34, p. 15560.

187. Hidese S. *et al.*, «Effects of L-theanine administration on stress-related symptoms and cognitive functions in healthy adults: A randomized controlled trial», *Nutrients*, 2019, 11, p. 2362.

188. White D. J. *et al.*, «Anti-stress, behavioural and magnetoencephalography effects of an L-theanine-based nutrient drink: A randomised, double-blind, placebo-controlled, crossover trial», *Nutrients*, 2016, 8, p. 53.

189. Furushima D. *et al.*, «Effect of combined ingestion of L-theanine and L-arginine for short-term psychological stress in young adults: A randomized placebo-controlled study», *J. Nutr. Sci. Vitaminol. (Tokyo)*, 2022, 68, pp. 540-546.

190. Unno K. *et al.*, «Anti-stress effect of theanine on students during pharmacy practice: Positive correlation among salivary α-amylase activity, trait anxiety and subjective stress», *Pharmacol. Biochem. Behav.*, 2013, 111, p. 128-135.

191. Yoto A. *et al.*, «Effects of L-theanine or caffeine intake on changes in blood pressure under physical and psychological stresses», *J. Physiol. Anthropol.*, 2012, 31, p. 28.

192. Kimura K. *et al.*, «L-Theanine reduces psychological and physiological stress responses», *Biol. Psychol.*, 2007, 74, pp. 39-45.

193. Noah L. *et al.*, «Effect of a combination of magnesium, B vitamins, rhodiola, and green tea (L-theanine) on chronically stressed healthy individuals: A randomized, placebo-controlled study», *Nutrients*, 2022, 14, pp. 1863.

194. Shamabadi A. *et al.*, «L-theanine adjunct to sertraline for major depressive disorder: A randomized, double-blind, placebo-controlled clinical trial», *J. Affect. Disord.*, 2023, 333, pp. 38-43.

195. Nematizadeh M. *et al.*, «L-theanine combination therapy with fluvoxamine in moderate-to-severe obsessive-compulsive disorder: A placebo-controlled, double-blind, randomized trial», *Psychiatry Clin. Neurosci.*, 2023, 77, pp. 478-485.

196. Sarris J. *et al.*, «L-theanine in the adjunctive treatment of generalized anxiety disorder: A double-blind, randomised, placebo-controlled trial», *J. Psychiatr. Res.*, 2019, 110, pp. 31-37.

197. Thiagarajah K., Chee H. P., Sit N. W., «Effect of Alpha-S1-casein tryptic hydrolysate and L-theanine on poor sleep quality: A double blind, randomized placebo-controlled crossover trial», *Nutrients*, 2022, 14, p. 652.

198. Baba Y. *et al.*, «Effects of L-theanine on cognitive function in middle-aged and older subjects: A randomized placebo-controlled study», *J. Med. Food.*, 2021, 24, pp. 333-341.

199. Dassanayake T. L. *et al.*, «Dose-response effect of L-theanine on psychomotor speed, sustained attention, and inhibitory control: A double-blind, placebo-controlled, crossover study», *Nutr. Neurosci.*, 2023, 26, pp. 1138-1146.

200. Dassanayake T. L., Kahathuduwa C. N., Weerasinghe V. S., «L-theanine improves neurophysiological measures of attention in a dose-dependent manner: A double-blind, placebo-controlled, crossover study», *Nutr. Neurosci.*, 2022, 25, pp. 698-708.

201. Camfield D. A. *et al.*, «Acute effects of tea constituents L-theanine, caffeine, and epigallocatechin gallate on cognitive function and mood: A systematic review and meta-analysis», *Nutr. Rev.*, 2014, 72, pp. 507-522.

202. Haskell CF. *et al.*, «The effects of L-theanine, caffeine and their combination on cognition and mood», *Biol. Psychol.*, 2008, 77, pp. 113-122.

203. Einöther S. J. L. *et al.*, «L-theanine and caffeine improve task switching but not intersensory attention or subjective alertness», *Appetite*, 2010, 54, pp. 406-409.

204. Kahathuduwa CN. *et al.*, «Acute effects of theanine, caffeine and theanine-caffeine combination on attention», *Nutr. Neurosci.*, 2017, 20, pp. 369-377.

205. Foxe J. J. *et al.*, «Assessing the effects of caffeine and theanine on the maintenance of vigilance during a sustained attention task», *Neuropharmacology*, 2012, 62, pp. 2320-2327

206. Rogers P. J. *et al.*, «Time for tea: Mood, blood pressure and cognitive performance effects of caffeine and theanine administered alone and together», *Psychopharmacology (Berl)*, 2008, 195, pp. 569-577.

207. Shojaei-Zarghani S., Rafraf M., Yari-Khosroushahi A., «Theanine and cancer: A systematic review of the literature», *Phytother Res. PTR*, 2021, 35, pp. 4782-4794

208. London R. S., Bradley L., Chiamori N. Y., «Effect of a nutritional supplement on premenstrual symptomatology in women with premenstrual syndrome: A double-blind longitudinal study», *J. Am. Coll. Nutr.*, 1991, 10, pp. 494-499.

209. Heidari H. *et al.*, «Vitamin D supplementation for premenstrual syndrome-related inflammation and antioxidant markers in students with vitamin D deficient: A randomized clinical trial», *Sci. Rep.*, 2019, 9, p. 14939.

210. Tartagni M. *et al.*, «Vitamin D supplementation for premenstrual syndrome-related mood disorders in adolescents with severe hypovitaminosis D», *J. Pediatr. Adolesc. Gynecol.*, 2016, 29, pp. 357-361.

211. Abdollahi R. *et al.*, «The effect of vitamin D supplement consumption on premenstrual syndrome in vitamin D-deficient young girls: A randomized, double-blind, placebo-controlled clinical trial», *Complement Med. Res.*, 2019, 26, pp. 336-342.

212. Heidari H. *et al.*, «Effect of vitamin D supplementation on symptoms severity in vitamin D insufficient women with premenstrual syndrome: A randomized controlled trial», *Clin. Nutr. ESPEN*, 2024, 59, pp. 241-248.

213. Collins A. *et al.*, «Essential fatty acids in the treatment of premenstrual syndrome», *Obstet. Gynecol.*, 1993, 81, pp. 93-98.

214. Rocha Filho E. A. *et al.*, «Essential fatty acids for premenstrual syndrome and their effect on prolactin and total cholesterol levels: A randomized, double blind, placebo-controlled study», *Reprod. Health*, 2011, 8, p. 2.

215. Behboudi-Gandevani S., Hariri F.-Z., Moghaddam-Banaem L., «The effect of omega-3 fatty acid supplementation on premenstrual syndrome and health-related quality of life: A randomized clinical trial», *J. Psychosom. Obstet. Gynaecol.*, 2018, 39, pp. 266-272.

216. Siahbazi S. *et al.*, «Effect of zinc sulfate supplementation on premenstrual syndrome and health-related quality of life: Clinical randomized controlled trial», *J. Obstet. Gynaecol. Res.*, 2017, 43, pp. 887-994.

217. *Ibid.*; y Jafari F., Amani R., Tarrahi M. J., «Effect of zinc supplementation on physical and psychological symptoms, biomarkers of inflammation, oxidative stress, and brain-derived neurotrophic factor in young women with premenstrual syndrome: A randomized, double-blind, placebo-controlled trial», *Biol. Trace Elem. Res.*, 2020, 194, pp. 89-95.

218. Williams M. J., Harris R. I., Dean B. C., «Controlled trial of pyridoxine in the premenstrual syndrome», *J. Int. Med. Res.*, 1985, 13, pp. 174-179.

219. Doll H. *et al.*, «Pyridoxine (vitamin B6) and the premenstrual syndrome: A randomized crossover trial», *J. R. Coll. Gen. Pract.*, 1989, 39, pp. 364-368

220. Retallick-Brown H., Blampied N., Rucklidge J. J., «A pilot randomized treatment-controlled trial comparing vitamin B6 with broad-spectrum micronutrients for premenstrual syndrome», *J. Altern. Complement Med. N. Y. N.*, 2020, 26, pp. 88-97.

221. Abdollahifard S., Rahmanian Koshkaki A., Moazamiyanfar R., «The effects of vitamin B1 on ameliorating the premenstrual syndrome symptoms», *Glob. J. Health Sci.*, 2014, 6, pp. 144-153.

222. Mohebbi Dehnavi Z., Jafarnejad F., Sadeghi Goghary S., «The effect of 8 weeks aerobic exercise on severity of physical symptoms of premenstrual syndrome: A clinical trial study», *BMC Women's Health*, 2018, 18, p. 80.

223. Maged A. M. *et al.*, «Effect of swimming exercise on premenstrual syndrome», *Arch. Gynecol. Obstet.*, 2018, 297, pp. 951-959.

224. Decandia D. *et al.*, «n-3 PUFA improve emotion and cognition during menopause: A systematic review», *Nutrients*, 2022, 14, p. 1982.

225. Lucas M. *et al.*, «Ethyl-eicosapentaenoic acid for the treatment of psychological distress and depressive symptoms in middle-aged women: A double- blind, placebo-controlled, randomized clinical trial2», *Am. J. Clin. Nutr.*, 2009, 89, pp. 641-651.

226. Masoumi S. Z., «Effect of citalopram in combination with omega-3 on depression in post-menopausal women: A triple blind randomized controlled trial», *J. Clin. Diagn. Res.*, 2016, 10, pp. QC01-QC05.

227. Strike S. C. *et al.*, «A high omega-3 fatty acid multinutrient supplement benefits cognition and mobility in older women: A randomized, double-blind, placebo-controlled pilot study», *J. Gerontol. Ser. A.*, 2015, 71, pp. 236-242.

228. Cohen L. S. *et al.*, «Efficacy of omega-3 for vasomotor symptoms treatment: a randomized controlled trial», *Menopause*, 2014, 21, p. 347.

229. Jiang Q. *et al.*, «The effects of vitamin D supplementation on C-reactive protein and systolic and diastolic blood pressure in postmenopausal women: A meta-analysis and systematic review of randomized controlled trials», *J. Acad. Nutr. Diet.*, 2024, 124, pp. 387-396.e5.

230. LeBlanc E. S. *et al.*, «Calcium and vitamin D supplementation do not influence menopause-related symptoms: Results of the women's health initiative trial», *Maturitas*, 2015, 81, p. 377-383.

231. Asadi M. *et al.*, «Effect of folic acid on the sexual function of post-menopausal women: A triple-blind randomized controlled trial», *J. Sex Med.*, 2023, 20, pp. 1180-1187.

232. Zhang M. M. *et al.*, «The efficacy and safety of omega-3 fatty acids on depressive symptoms in perinatal women: A meta-analysis of randomized placebo-controlled trials», *Transl. Psychiatry*, 2020, 10 (1), p. 193.

233. Tsai Z. *et al.*, «Dietary interventions for perinatal depression and anxiety: a systematic review and meta-analysis of randomized controlled trials», *Am. J. Clin. Nutr.*, 2023, 117, pp. 1130-1142.

234. Jin X. *et al.*, «Continuous supplementation of folic acid in pregnancy and the risk of perinatal depression: A meta-analysis», *J. Affect. Disord.*, 2022, 302, pp. 258-272.

235. Mokhber N. *et al.*, «Effect of supplementation with selenium on post-partum depression: A randomized double-blind placebo-controlled trial», *J. Matern-Fetal Neonatal Med. off J. Eur. Assoc. Perinat. Med. Fed. Asia Ocean Perinat. Soc. Int. Soc. Perinat. Obstet.*, 2011, 24, pp. 104-108.

236. Kobayashi S. *et al.*, «Impact of prenatal exposure to mercury and selenium on neurodevelopmental delay in children in the Japan environment and children's study using the ASQ-3 questionnaire: A prospective birth cohort», *Environ. Int.*, 2022, 168, pp. 107448.

237. Siahbazi S. *et al.*, «Effect of zinc sulfate supplementation on premenstrual syndrome and health-related quality of life: Clinical randomized controlled trial», *J. Obstet. Gynaecol. Res.*, 2017, 43, pp. 887-894.

238. Yadav S. *et al.*, «Direct economic burden of mental health disorders associated with polycystic ovary syndrome: Systematic review and meta-analysis», *eLife*, 2023, 12, p. e85338.

239. Douglas K. M. *et al.*, «Rate of polycystic ovary syndrome in mental health disorders: A systematic review», *Arch. Women's Ment. Health*, 2022, 25, pp. 9-19.

240. Schoretsanitis G. *et al.*, «Polycystic ovary syndrome and postpartum depression: A systematic review and meta-analysis of observational studies», *J. Affect. Disord.*, 2022, 299, pp. 463-469.

241. Dubey P. *et al.*, «A systematic review and meta-analysis of the association between maternal polycystic ovary syndrome and neuropsychiatric disorders in children», *Transl. Psychiatry*, 2021, 11, p. 569.

242. Kazemi M. *et al.*, «Comparison of dietary and physical activity behaviors in women with and without polycystic ovary syndrome: A systematic review and meta-analysis of 39471 women», *Hum. Reprod. Update*, 2022, 28, pp. 910-955.

243. Tosatti J. A. G. *et al.*, «Influence of n-3 fatty acid supplementation on inflammatory and oxidative stress markers in patients with polycystic ovary syndrome: A systematic review and meta-analysis», *Br. J. Nutr.*, 2021, 125, pp. 657-668.

244. Yuan J., Wen X., Jia M., «Efficacy of omega-3 polyunsaturated fatty acids on hormones, oxidative stress, and inflammatory parameters among polycystic ovary syndrome: A systematic review and meta-analysis», *Ann. Palliat. Med.*, 2021, 10, pp. 8991-9001.

245. Akbari M. *et al.*, «The effects of vitamin D supplementation on biomarkers of inflammation and oxidative stress among women with polycystic ovary syndrome: A systematic review and meta-analysis of randomized controlled trials», *Horm. Metab. Res.*, 2018, 50 (4), pp. 271-279.

246. Zhao J.-F., Li B.-X., Zhang Q., «Vitamin D improves levels of hormonal, oxidative stress and inflammatory parameters in polycystic ovary syndrome: A meta-analysis study», *Ann. Pallia. Med.*, 2021, 10, pp. 169-183.

247. Shabani A. *et al.*, «Effects of melatonin administration on mental health parameters, metabolic and genetic profiles in women with polycystic ovary syndrome: A randomized, double-blind, placebo-controlled trial», *J. Affect. Disord.*, 2019, 250, pp. 51-56.

248. Karamali M., Gholizadeh M., «The effects of coenzyme Q10 supplementation on metabolic profiles and parameters of mental health in women with polycystic ovary syndrome», *Gynecol. Endocrinol. Off J. Int. Soc. Gynecol. Endocrinol.*, 2022, 38, pp. 45-49.

249. Tarkesh F. *et al.*, «Effect of vitamin K2 administration on depression status in patients with polycystic ovary syndrome: A randomized clinical trial», *BMC Women's Health*, 2022, 22, p. 315.

250. Brasil D. L. *et al.*, «Psychological stress levels in women with endometriosis: Systematic review and meta-analysis of observational studies», *Minerva Med.*, 2020, 111, pp. 90-102.

251. Gambadauro P., Carli V., Hadlaczky G., «Depressive symptoms among women with endometriosis: A systematic review and meta-analysis», *Am. J. Obstet. Gynecol.*, 2019, 220, pp. 230-241.

252. Zheng S.-H. *et al.*, «Antioxidant vitamins supplementation reduce endometriosis related pelvic pain in humans: A systematic review and meta-analysis», *Reprod. Biol. Endocrinol.* RBE, 2023, 21, p. 79.

253. Moradi F. *et al.*, «The association between serum homocysteine and depression: A systematic review and meta-analysis of observational studies», *Eur. J. Clin. Invest.*, 2021, 51, p. e13486.

254. Muntjewerff J. W. *et al.*, «Homocysteine, methylenetetrahydrofolate reductase and risk of schizophrenia: A meta-analysis», *Mol. Psychiatry*, 2006, 11, pp. 143-149.

255. Peng Q. *et al.*, «The MTHFR C677T polymorphism contributes to increased risk of Alzheimer's disease: Evidence based on 40 case-control studies», *Neurosci. Lett.*, 2015, 586, pp. 36-42.

256. Levine J. *et al.*, «Homocysteine-Reducing Strategies Improve Symptoms in Chronic Schizophrenic Patients with Hyperhomocysteinemia», *Biol. Psychiatry*, 2006, 60, pp. 265-269.

257. Wang B. *et al.*, «Assessment of the dose-response relationship between folate exposure and cognitive impairment: Synthesizing data from documented studies», *Risk Anal. Off Publ. Soc. Risk Anal.*, 2020, 40, pp. 276-293.

258. Jernerén F. *et al.*, «Brain atrophy in cognitively impaired elderly: The importance of long-chain ω-3 fatty acids and B vitamin status in a randomized controlled trial», *Am. J. Clin Nutr.*, 2015, 102, pp. 215-221.

259. Patrick R. P., Ames B. N., «Vitamin D and the omega-3 fatty acids control serotonin synthesis and action, part 2: Relevance for ADHD, bipolar disorder, schizophrenia, and impulsive behavior», *FASEB J. Off Publ. Fed. Am. Soc. Exp. Biol.*, 2015, 29, pp. 2207-2222.

260. McNamara R. K. *et al.*, «Omega-3 fatty acid deficiency increases constitutive pro-inflammatory cytokine production in rats: Relationship with central serotonin turnover», *Prostaglandins Leukot. Essent. Fatty Acids*, 2010, 83, pp. 185-191.

261. Tomczyk M. *et al.*, «Omega-3 fatty acid supplementation affects tryptophan metabolism during a 12-week endurance training in amateur runners: A randomized controlled trial», *Sci. Rep.*, 2024, 14, p. 4102.

262. Li X. *et al.*, «Effects of dietary supplementation of fish oil plus vitamin D3 on gut microbiota and fecal metabolites, and their correlation with nonalcoholic fatty liver disease risk factors: A randomized controlled trial», *Food Funct.*, 2024, 15, pp. 2616-2627.

263. Ibrahim Fouad G., «Combination of omega-3 and coenzyme Q10 exerts neuroprotective potential against hypercholesterolemia-induced Alzheimer's-like disease in rats», *Neurochem. Res.*, 2020, 45, pp. 1142-1155.

264. Noah L. *et al.*, «Effect of a combination of magnesium, B vitamins, rhodiola, and green tea (L-theanine) on chronically stressed healthy individuals-a randomized, placebo-controlled study», *Nutrients*, 2022, 14, p. 1863.

265. Motta L. S. *et al.*, «Placebo response in trials with patients with anxiety, obsessive-compulsive and stress disorders across the lifespan: A three-level meta-analysis», *BMJ Ment. Health*, 2023, 26, p. e300630.

266. Huneke N. T. M. *et al.*, «Functional neuroimaging correlates of placebo response in patients with depressive or anxiety disorders: A systematic review», *Int. J. Neuropsychopharmacol.*, 2022, 25, pp. 433-447.

Agradecimientos

Agradezco a mis seres queridos que me dan su amor cada día. Vuestro cálido corazón es mi combustible.

Doy las gracias a Odile Jacob por la confianza que ha depositado en mí y por su compromiso con la psiconutrición; a Christophe André, por presentarme a Odile Jacob y por haber percibido muy pronto la importancia de difundir los conocimientos sobre la psiconutrición; a Caroline Rolland, por su meticulosa ayuda en la revisión de mis manuscritos.

Doy las gracias a Jean Bertin por haber cofundado Origine Care, la gran aventura que me ha permitido pasar a la acción para ayudar al mayor número de personas posible.

Doy las gracias a las miles de personas que han participado en los estudios presentados en este libro y a mis colegas investigadores.

Doy las gracias a las personas que me escriben cada día para compartir sus testimonios, algunos de los cuales se recogen en este libro. Gracias por vuestros mensajes tan sinceros, vuestra confianza y vuestro apoyo.